Selvinaz Yakan

TECNOLOGIAS INTELIGENTES E SOLUÇÕES INOVADORAS EM MEDICINA VETERINÁRIA

Selvinaz Yakan

TECNOLOGIAS INTELIGENTES E SOLUÇÕES INOVADORAS EM MEDICINA VETERINÁRIA

TECNOLOGIAS INTELIGENTES EM MEDICINA VETERINÁRIA

ScienciaScripts

Imprint

Cover image: www.ingimage.com

This book is a translation from the original published under ISBN 978-620-8-41777-2.

Publisher:
Sciencia Scripts
is a trademark of
Dodo Books Indian Ocean Ltd. and OmniScriptum S.R.L publishing group

120 High Road, East Finchley, London, N2 9ED, United Kingdom
Str. Armeneasca 28/1, office 1, Chisinau MD-2012, Republic of Moldova, Europe
Managing Directors: Ieva Konstantinova, Victoria Ursu
info@omniscriptum.com

Printed at: see last page
ISBN: 978-620-8-54757-8

AUTOR

Doutor, Selvinaz YAKAN DVM;

Agri Ibrahim Cecen University Celal Oruc Academy of Livestock Production Department of Animal Health, Agri, Turquia, TR-04100.

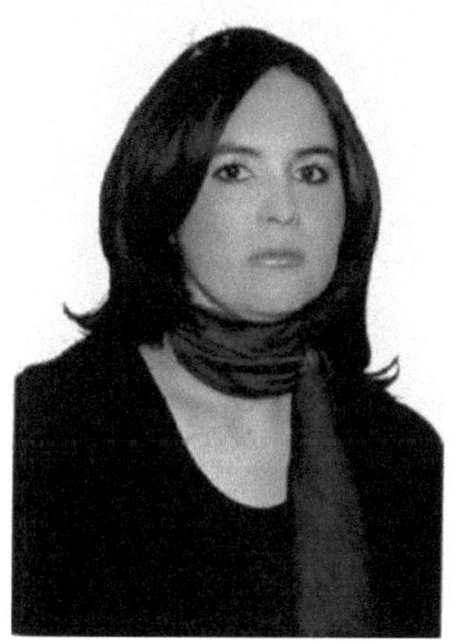

DEDICAÇÕES

Dedico este livro à minha querida mãe.
Autor...

PREFÁCIO

A medicina veterinária, historicamente centrada na saúde animal, está a passar por uma transformação significativa no mundo da tecnologia, que avança rapidamente. Nos últimos anos, tecnologias avançadas como a inteligência artificial, a cirurgia robótica, os sistemas de monitorização remota e a engenharia genética permitiram aos veterinários monitorizar, diagnosticar e tratar a saúde animal de forma mais precisa e eficiente. Este livro explora o impacto das tecnologias inteligentes na medicina veterinária, as abordagens inovadoras que proporcionam e o seu potencial para o futuro.

A utilização de tecnologias inteligentes na medicina veterinária não só melhora a prática médica, como também oferece benefícios significativos, como a melhoria do bem-estar dos animais, a redução do impacto ambiental e o fornecimento de soluções de saúde sustentáveis. Desde sistemas cirúrgicos robóticos a algoritmos genéticos, cada inovação expande as fronteiras dos cuidados veterinários, oferecendo opções de tratamento mais rápidas, mais fiáveis e menos invasivas. Especialmente nos cuidados com o gado, as soluções tecnológicas contribuem significativamente para o sector agrícola, utilizando os recursos de forma mais eficiente.

O objetivo deste livro é explorar a forma como esta transformação tecnológica e as inovações na medicina veterinária estão não só a remodelar a prática clínica, mas também a transformar a educação, a investigação e os processos de desenvolvimento de medicamentos. Também lança luz sobre as dimensões éticas, legais e sociais destas tecnologias, discutindo como os futuros veterinários podem utilizá-las de forma segura e eficaz.

Em conclusão, os desenvolvimentos tecnológicos na medicina veterinária estão a traçar um caminho para melhorar tanto a saúde animal como a sustentabilidade das práticas veterinárias. Este livro tem como objetivo servir de guia e fonte de inspiração para os futuros veterinários, oferecendo informações valiosas sobre a forma como a tecnologia pode contribuir para a saúde animal.

PhD, DVM, Selvinaz YAKAN dezembro de 2024

ÍNDICE DE CONTEÚDOS

AUTOR ... 1

DEDICAÇÕES ... 2

PREFÁCIO ... 3

1.INTRODUÇÃO ... 5

2.INTELIGÊNCIA ARTIFICIAL E APRENDIZAGEM AUTOMÁTICA: UMA NOVA ERA NA MEDICINA VETERINÁRIA ... 13

3.IOT (INTERNET DAS COISAS) E MONITORIZAÇÃO DA SAÚDE ANIMAL ... 20

4.SISTEMAS ROBÓTICOS E TECNOLOGIAS CIRÚRGICAS ... 24

5.SERVIÇOS TELE-VETERINÁRIOS E DE CLÍNICA DIGITAL ... 30

6.INVESTIGAÇÃO AVANÇADA EM GENÉTICA E BIOTECNOLOGIA ... 36

7.INTELIGÊNCIA ARTIFICIAL NOS PROCESSOS DE DESENVOLVIMENTO DE MEDICAMENTOS VETERINÁRIOS ... 42

8.IMPLICAÇÕES ÉTICAS, JURÍDICAS E SOCIAIS ... 49

9.A MEDICINA VETERINÁRIA NO FUTURO: PARA ALÉM DA TECNOLOGIA ... 58

10.CONCLUSÃO ... 67

11.REFERÊNCIAS ... 68

VITA CURTA ... 72

CURRICULUM VITAE DO AUTOR ... 73

BLURB ... 74

1. INTRODUÇÃO

A inteligência artificial (IA) é um domínio da tecnologia que imita processos como o pensamento, a aprendizagem, a resolução de problemas e a tomada de decisões específicos da inteligência humana. Ao analisar dados complexos, a IA pode fazer previsões para um objetivo específico, aprender novas informações e chegar a conclusões lógicas sem intervenção humana. A aprendizagem automática (AM), como sub-ramo da inteligência artificial, permite que os sistemas aprendam com a experiência e se aperfeiçoem tirando conclusões significativas a partir de conjuntos de dados. A inteligência artificial, que criou uma grande revolução no sector da saúde, está também a redefinir os processos de diagnóstico, tratamento e cuidados em medicina veterinária. Esta tecnologia inovadora oferece uma solução única, especialmente quando é necessário dar sentido dados complexos. Por , quando os sintomas, os resultados laboratoriais e os dados históricos de saúde de um animal doente numa clínica veterinária são analisados por um sistema de IA, podem ser feitos diagnósticos mais rápidos e mais precisos. As aplicações de inteligência artificial estão a revolucionar não só a gestão individual dos doentes, mas também em áreas como a monitorização da saúde dos rebanhos, o diagnóstico precoce de doenças zoonóticas e a previsão de riscos epidémicos. Estes efeitos da IA na medicina veterinária estão a alterar profundamente tanto as abordagens à saúde animal como a forma como os veterinários exercem a sua atividade.

1.1. Evolução histórica da medicina veterinária e transformação tecnológica

A relação que os seres humanos têm com os animais fez surgir a necessidade de proteger e tratar a saúde animal. Estima-se que as primeiras práticas veterinárias começaram há cerca de 4000 anos nas civilizações mesopotâmica e egípcia, quando a utilização de animais na agricultura, nos transportes e nas guerras se tornou importante. Os registos históricos mostram que havia pessoas no Antigo Egito que se interessavam pelo tratamento de doenças de animais como bois e cavalos.

Da Antiguidade à Idade Média

Antes de a medicina veterinária se tornar uma ciência sistemática, era geralmente praticada com conhecimentos tradicionais e métodos de medicina popular. Na Grécia e Roma antigas, pensadores como Aristóteles e Hipócrates foram pioneiros nos primeiros estudos da anatomia e das doenças dos animais. Durante a Idade Média, a medicina veterinária foi prosseguida na Europa por artesãos que se dedicavam aos cuidados básicos de saúde dos animais. Contudo, neste período, o desenvolvimento científico da medicina veterinária permaneceu limitado.

O nascimento da medicina veterinária moderna

A medicina veterinária moderna começou a ser construída sobre bases científicas no século XVIII. A primeira escola de veterinária foi fundada por Claude Bourgelat em Lyon, França, em 1761. Esta escola representou o início da normalização do ensino veterinário e levou à abertura de escolas veterinárias noutros países. Durante este período, os estudos concentraram-se especialmente em questões como as doenças do gado, as epidemias e as doenças zoonóticas.
No século XIX, o trabalho de Louis Pasteur sobre microorganismos e vacinas revolucionou a medicina veterinária. O desenvolvimento da vacina contra a raiva por Pasteur demonstrou que a ciência veterinária não se limitava à saúde animal, podendo também afetar a saúde humana. Este facto abriu caminho para o reforço da ligação entre a saúde pública e a medicina veterinária.

O século XX e o início do progresso tecnológico

No século XX, a medicina veterinária começou a modernizar-se rapidamente e a tornar-se mais eficaz, tirando partido das novas tecnologias. O desenvolvimento da radiologia, da ultrassonografia e das análises bioquímicas permitiu um diagnóstico mais rápido e preciso das doenças dos animais. Além disso, o desenvolvimento de antibióticos e outros medicamentos revolucionou o controlo das doenças infecciosas.
Durante este período, os estudos sobre a produção e a saúde animal aumentaram paralelamente à importância da segurança alimentar, e o papel dos veterinários alargou-se dos animais de criação aos animais de companhia. Especialmente a partir da década de 1970, com a utilização de computadores, os sistemas de registo de animais e as análises epidemiológicas tornaram-se ferramentas indispensáveis para os veterinários.

Transformação tecnológica no século XXI

O século XXI foi um período em que a medicina veterinária se integrou na era digital. Tecnologias inovadoras como a inteligência artificial, a Internet das

Coisas (IoT), sistemas robóticos e engenharia genética estão a ser integradas em todas as áreas da medicina veterinária. Por exemplo, os sistemas baseados em sensores e os dispositivos inteligentes utilizados na gestão de efectivos podem monitorizar o estado de saúde dos animais em tempo real. Além disso, a radiografia digital, as próteses impressas em 3D e as aplicações tele-veterinárias revolucionaram a prática clínica. Os sistemas de diagnóstico apoiados na inteligência artificial e as tecnologias de edição genética permitem aos veterinários tomar decisões mais eficazes. No entanto, a medicina veterinária não se limita apenas à saúde animal; centra-se também em questões como a saúde ambiental e a sustentabilidade.

Olhando para o futuro

A medicina veterinária continua a desenvolver-se como um ramo interdisciplinar da ciência que afecta tanto o bem-estar dos animais como a saúde humana. Com o avanço da tecnologia, o papel dos veterinários ultrapassou os serviços terapêuticos e tornou-se uma profissão que contribui para serviços de saúde preventivos, inovações biotecnológicas e a solução de problemas de saúde globais.

1.2. O impacto global das tecnologias inteligentes no sector da saúde

As tecnologias inteligentes revolucionaram o sector dos cuidados de saúde, transformando a forma como os cuidados são prestados, geridos e monitorizados. Estas tecnologias, que incluem a inteligência artificial (IA), a aprendizagem automática (ML), a Internet das coisas (IoT), a telemedicina, os dispositivos portáteis e a robótica, melhoraram significativamente os resultados dos cuidados de saúde, a eficiência e a satisfação dos doentes.

Diagnóstico melhorado e medicina de precisão

Um dos impactos mais notáveis das tecnologias inteligentes é o seu papel na melhoria dos diagnósticos. Os sistemas alimentados por IA podem analisar grandes quantidades de dados médicos - como imagens, resultados laboratoriais e historial dos doentes - a uma velocidade e precisão inigualáveis para os profissionais humanos. Por exemplo: As ferramentas de radiologia baseadas em IA podem detetar doenças como o cancro, fracturas e perturbações neurológicas mais cedo e com maior precisão. Os algoritmos de aprendizagem automática facilitam a medicina de precisão, em que os tratamentos são adaptados à composição genética, ao estilo de vida e ao historial médico específico de cada indivíduo. Estes avanços ajudam a reduzir os erros de diagnóstico, fornecem resultados mais rápidos e melhoram a eficácia dos tratamentos.

Monitorização remota e telemedicina

A integração da IdC e dos dispositivos portáteis permitiu a monitorização remota dos doentes, melhorando a acessibilidade aos cuidados de saúde, especialmente para as pessoas em zonas rurais ou mal servidas. Os doentes podem agora utilizar sensores portáteis para monitorizar parâmetros como o ritmo cardíaco, os níveis de glicose, a pressão arterial e a saturação de oxigénio em tempo real. A telemedicina, que utiliza videoconferência e plataformas digitais, permite que os médicos consultem os pacientes à distância, reduzindo a necessidade de visitas físicas e garantindo a continuidade dos cuidados. Esta prática revelou-se particularmente eficaz em situações de emergência como a pandemia de COVID-19.

Melhoria da eficiência e redução de custos

As tecnologias inteligentes optimizam os fluxos de trabalho, reduzem os encargos administrativos e simplificam as operações nas instalações de cuidados de saúde. Por exemplo: As ferramentas de agendamento baseadas em IA reduzem os tempos de espera, gerindo eficazmente as consultas médicas e a disponibilidade dos blocos operatórios. A automatização das tarefas administrativas, como a faturação e a gestão dos registos dos doentes, minimiza os erros e reduz os custos operacionais. Ao aumentar a eficiência, os prestadores de cuidados de saúde podem concentrar-se mais nos cuidados aos doentes e na afetação de recursos.

Robótica e técnicas cirúrgicas avançadas

A utilização da robótica nos cuidados de saúde fez avançar significativamente a precisão cirúrgica e as taxas de recuperação. As cirurgias assistidas por robôs permitem procedimentos minimamente invasivos, levando a estadias hospitalares mais curtas, menor risco de infeção e tempos de recuperação mais rápidos. Os exemplos incluem: Os sistemas robóticos, como o Da Vinci Surgical System, ajudam os cirurgiões a efetuar procedimentos complexos com maior precisão. A robótica também é utilizada na terapia de reabilitação e nos cuidados a idosos, proporcionando assistência e apoio personalizados.

Cuidados personalizados e preditivos

Com a ajuda dos grandes volumes de dados e da IA, os sistemas de saúde podem passar de cuidados reactivos a cuidados preditivos. Os algoritmos de IA podem analisar os dados dos pacientes para prever potenciais riscos para a saúde, permitindo intervenções precoces. A medicina personalizada, alimentada por tecnologias inteligentes, garante que os tratamentos são especificamente adaptados às necessidades de um paciente, melhorando os resultados e reduzindo os efeitos secundários.

Promoção da investigação e do desenvolvimento de medicamentos

As tecnologias inteligentes aceleraram a investigação e o desenvolvimento no domínio da medicina, nomeadamente na descoberta de medicamentos. A IA pode analisar estruturas moleculares e prever a forma como os potenciais medicamentos irão interagir com as doenças, reduzindo significativamente o tempo necessário para os ensaios clínicos. Além disso, a integração da análise de grandes volumes de dados permite aos investigadores processar grandes volumes de dados para identificar tendências, desenvolver vacinas e combater eficazmente as doenças emergentes.

Envolvimento e capacitação dos doentes

As tecnologias inteligentes permitem que os doentes assumam o controlo da sua saúde através de aplicações de saúde móveis e dispositivos portáteis. Os doentes podem controlar os seus níveis de fitness, a adesão à medicação e o estado geral de saúde, o que leva a uma maior sensibilização e a uma gestão proactiva do seu bem-estar. As tecnologias inteligentes tiveram um impacto profundo no sector dos cuidados de saúde, a precisão do diagnóstico, aumentando a acessibilidade através da telemedicina, reduzindo os custos operacionais e permitindo cuidados personalizados. À medida que estas tecnologias continuam a evoluir, têm o potencial de criar um sistema de cuidados de saúde mais eficiente, centrado no doente e proactivo. No entanto, desafios como a privacidade dos dados, a cibersegurança e o acesso equitativo à tecnologia devem ser abordados para garantir que estes avanços beneficiem todos.

1.3. A importância da inovação na medicina veterinária

A inovação desempenha um papel crucial na medicina veterinária, impulsionando avanços que melhoram a saúde animal, melhoram a produtividade e reforçam a ligação entre humanos e animais. À medida que as necessidades da sociedade evoluem, o campo veterinário deve adotar novas tecnologias e abordagens para satisfazer as exigências da agricultura moderna, dos cuidados com os animais de companhia e da saúde pública. As inovações não só melhoram as capacidades de diagnóstico e tratamento, como também contribuem para a prevenção de doenças, a sustentabilidade e o bem-estar geral dos animais.

Melhorar a precisão do diagnóstico e a deteção precoce

As tecnologias inovadoras, como os sistemas avançados de imagiologia, os diagnósticos moleculares e a inteligência artificial (IA), revolucionaram a capacidade de detetar doenças precocemente e com precisão. Por exemplo:

As ferramentas de imagiologia com IA ajudam os veterinários a identificar com precisão doenças como tumores, fracturas ou problemas respiratórios. Os diagnósticos no local de atendimento permitem obter resultados imediatos, reduzindo os tempos de espera e permitindo intervenções atempadas, especialmente em situações de emergência. A deteção precoce de doenças melhora os resultados do tratamento, minimiza o sofrimento e reduz os custos dos cuidados de saúde a longo prazo.

Melhorar os resultados do tratamento com novas terapias

A inovação conduziu ao desenvolvimento de opções de tratamento avançadas que abordam doenças que anteriormente não podiam ser tratadas: A medicina regenerativa, incluindo a terapia com células estaminais, ajuda a tratar lesões músculo-esqueléticas em cavalos e cães. As cirurgias minimamente invasivas que utilizam sistemas assistidos por robôs proporcionam maior precisão, menos dor e uma recuperação mais rápida para os animais. As terapias direcionadas com base em conhecimentos genéticos e moleculares permitem tratamentos personalizados que aumentam a eficácia e reduzem os efeitos secundários. Estes avanços garantem que os animais recebem cuidados mais seguros, mais rápidos e mais eficazes.

Melhorar o bem-estar e a gestão dos animais

As inovações tecnológicas melhoram a monitorização e a gestão dos animais, contribuindo para um melhor bem-estar e produtividade: Os dispositivos e sensores vestíveis monitorizam a saúde dos animais em tempo real, acompanhando os sinais vitais, os níveis de atividade e os comportamentos. Estas ferramentas permitem uma intervenção precoce antes que os sintomas se agravem.
As tecnologias agrícolas inteligentes optimizam a gestão do gado, melhorando a eficiência alimentar, reduzindo os surtos de doenças e aumentando a produtividade global.
Nos cuidados com os animais de companhia, inovações como a telemedicina permitem que os donos dos animais consultem os veterinários à distância, garantindo aconselhamento atempado e reduzindo o stress tanto para os animais como para os donos.

Reforçar a prevenção das doenças e a saúde pública

A medicina veterinária desempenha um papel fundamental na prevenção das doenças zoonóticas (as doenças transmissíveis dos animais aos seres humanos) e na proteção da saúde pública. Inovações em: O desenvolvimento de vacinas tem sido fundamental para o controlo de doenças como a raiva, a febre aftosa e a gripe aviária.
A análise de grandes volumes de dados e a IA permitem a identificação precoce de surtos de doenças, melhorando a gestão das epidemias nas populações animais.
Estas inovações criam um ambiente mais seguro para os seres humanos e para os animais, em consonância com a abordagem "One Health" que enfatiza a interconexão da saúde humana, animal e ambiental.

Promover a sustentabilidade na prática veterinária

A inovação apoia práticas veterinárias sustentáveis, optimizando a utilização de recursos e reduzindo os impactos ambientais: As tecnologias de agricultura de precisão melhoram a eficiência alimentar, reduzem os resíduos e limitam as emissões de gases com efeito de estufa na produção animal. Os avanços nos protocolos de biossegurança e a utilização sustentável de medicamentos ajudam a minimizar a resistência antimicrobiana (RAM), uma preocupação global crescente. As terapias alternativas e os suplementos naturais contribuem para abordagens sustentáveis e holísticas dos cuidados de saúde animal. Estes esforços alinham a medicina veterinária com os objectivos globais de sustentabilidade, assegurando um equilíbrio entre o bem-estar animal, a produtividade e a gestão ambiental.

Melhorar o ensino e a investigação veterinários

As inovações também transformam o ensino e a investigação veterinária, garantindo que os futuros veterinários estejam equipados com as ferramentas e os conhecimentos mais recentes. A realidade virtual (RV) e a aprendizagem baseada na simulação proporcionam experiências de formação imersivas aos estudantes, melhorando as competências clínicas num ambiente sem riscos.
Os avanços da investigação em genética, biotecnologia e inteligência artificial abrem novas possibilidades para compreender as doenças, desenvolver tratamentos e melhorar os cuidados com os animais. Ao investir na investigação e na educação, a profissão veterinária assegura um progresso contínuo e a adaptabilidade face aos desafios emergentes.

A inovação é a pedra angular do progresso na medicina veterinária, permitindo avanços significativos no diagnóstico, nos tratamentos, na prevenção de doenças e no bem-estar dos animais. Ao adotar novas tecnologias e descobertas científicas, os profissionais veterinários podem enfrentar os desafios actuais e futuros de forma mais eficaz. Estas inovações não só melhoram a qualidade de vida dos animais, como também melhoram a saúde humana e contribuem para a sustentabilidade global. À medida que o mundo continua a evoluir, a promoção da inovação na medicina veterinária será essencial para satisfazer as exigências de um mundo em mudança e garantir um futuro mais saudável para todas as espécies.

2. INTELIGÊNCIA ARTIFICIAL E APRENDIZAGEM AUTOMÁTICA: UMA NOVA ERA NA MEDICINA VETERINÁRIA

A Inteligência Artificial (IA) e a Aprendizagem Automática (AM) estão a transformar a medicina veterinária, melhorando o diagnóstico, a precisão do tratamento e os cuidados gerais com os animais. Estas tecnologias permitem que os veterinários analisem dados complexos de forma rápida e exacta, conduzindo a uma tomada de decisões mais rápida e a melhores resultados.

Diagnósticos melhorados: As ferramentas alimentadas por IA analisam imagens médicas (por exemplo, raios X, ressonâncias magnéticas) para detetar fracturas, tumores ou infecções com elevada precisão, minimizando o erro humano.

Análise preditiva: Os algoritmos de ML identificam padrões de doenças e prevêem surtos, permitindo intervenções precoces, particularmente na gestão de gado.

Tratamento personalizado: Os sistemas orientados por IA adaptam os planos de tratamento com base nos dados de saúde específicos de um animal, melhorando as taxas de recuperação.

Telemedicina e monitorização remota: A IA integra-se com dispositivos portáteis, permitindo o acompanhamento da saúde em tempo real e consultas virtuais, melhorando o acesso aos cuidados veterinários.

Ao inaugurar uma nova era de eficiência e precisão, a IA e o ML estão a ajudar os veterinários a prestar cuidados melhores, mais rápidos e mais personalizados, ao mesmo tempo que abordam desafios globais como o controlo de doenças e a gestão de recursos.

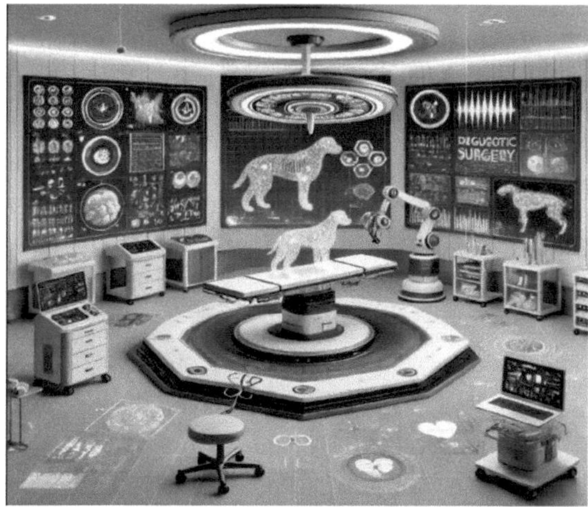

Figura 1. Uma clínica veterinária futurista

2.1. O que é a inteligência artificial e como é utilizada na medicina veterinária?

A Inteligência Artificial (IA) refere-se ao desenvolvimento de sistemas informáticos capazes de realizar tarefas que normalmente requerem a inteligência humana. Estas tarefas incluem a resolução de problemas, o reconhecimento de padrões, a aprendizagem a partir de dados e a tomada de decisões. Os sistemas de IA, alimentados por aprendizagem automática (ML), aprendizagem profunda e análise de grandes volumes de dados, podem processar grandes quantidades de informação de forma rápida e precisa, o que os torna inestimáveis em vários domínios, incluindo a medicina veterinária.

Como é utilizada a IA na medicina veterinária?

Diagnósticos e imagiologia melhorados: Os algoritmos de IA analisam imagens de diagnóstico, como radiografias, tomografias computorizadas e ressonâncias magnéticas, para detetar anomalias como tumores, fracturas ou disfunções orgânicas com elevada precisão. Por exemplo: As ferramentas de radiologia baseadas em IA ajudam os veterinários a identificar alterações subtis nas estruturas ósseas ou dos tecidos moles, acelerando os diagnósticos. A deteção precoce de doenças como a displasia da anca ou o cancro pode melhorar significativamente os resultados do tratamento.

Análise preditiva da saúde

Os sistemas de IA utilizam grandes conjuntos de dados para analisar padrões e prever potenciais problemas de saúde nos animais. Ao processar dados sobre sinais vitais, comportamento e registos médicos anteriores, a IA pode: Prever surtos de doenças em animais de criação, permitindo acções preventivas. Monitorizar animais individuais para detetar sinais precoces de doenças, como claudicação em bovinos ou doenças cardíacas em cães.

Dispositivos vestíveis e monitorização remota

Coleiras inteligentes e sensores portáteis equipados com IA monitorizam os níveis de atividade, o ritmo cardíaco, a temperatura e os hábitos alimentares de um animal. Estes dados são analisados em tempo real para: Identificar comportamentos anormais ou sintomas precoces de doenças. Fornecer aos veterinários e aos donos dos animais informações para intervenções atempadas.

Planos de tratamento personalizados

A IA permite o desenvolvimento de planos de tratamento personalizados, adaptados às necessidades de saúde específicas de cada animal. Ao analisar os dados genéticos, o historial médico e a resposta às terapias, os sistemas de IA: Sugerem dosagens de medicamentos e terapias ideais. Melhoram as taxas de recuperação, minimizando a tentativa e erro nas abordagens de tratamento.

Telemedicina veterinária

A IA melhora as plataformas de telemedicina, permitindo que os veterinários consultem remotamente enquanto analisam os dados dos pacientes através de ferramentas de IA. Os chatbots de IA e os assistentes virtuais podem fornecer: Avaliações preliminares dos sintomas com base nos dados pelo dono do animal. Recomendações para consultas veterinárias ou testes adicionais. Gestão de gado e controlo de doenças. Em ambientes agrícolas, a IA e a aprendizagem automática melhoram a produtividade e o bem-estar dos animais ao Monitorização da saúde dos rebanhos através de sensores e câmaras. Previsão de surtos de doenças como a mastite ou a febre aftosa, ajudando os agricultores a tomar medidas preventivas. Otimização dos horários de alimentação e das condições ambientais para aumentar a produtividade.

Desenvolvimento e investigação de medicamentos

A IA acelera a descoberta de novos medicamentos e vacinas, analisando as estruturas moleculares e prevendo a sua eficácia contra as doenças animais. Isto reduz significativamente o tempo e o custo necessários para a investigação veterinária

Benefícios da IA na medicina veterinária

Diagnósticos mais rápidos e mais exactos: Reduz os erros de diagnóstico e permite a deteção precoce de doenças.
Eficiência melhorada: Automatiza tarefas repetitivas, permitindo que os veterinários se concentrem em casos complexos.

Melhoria do bem-estar animal: Fornece monitorização em tempo real e personalizada

cuidados.

Soluções rentáveis: Reduz os custos de tratamento através de uma intervenção precoce

A inteligência artificial está a transformar a medicina veterinária, melhorando o diagnóstico, permitindo cuidados personalizados e melhorando a gestão dos animais. Com a capacidade da IA para processar grandes quantidades de dados de forma rápida e exacta, os veterinários podem obter melhores resultados, garantindo animais mais saudáveis e práticas mais eficientes. À medida que a IA continua a evoluir, a sua integração na medicina veterinária promete um futuro de cuidados de saúde animal mais inteligentes, mais rápidos e mais acessíveis.

2.2. Sistemas apoiados por inteligência artificial no diagnóstico de doenças animais

A inteligência artificial (IA) revolucionou o processo de diagnóstico de doenças animais, oferecendo soluções mais rápidas, precisas e eficientes. Os métodos de diagnóstico tradicionais dependem muitas vezes da experiência dos veterinários, o que pode ser moroso e propenso a erros humanos. Os sistemas apoiados por IA, por outro lado, utilizam algoritmos avançados, aprendizagem automática (ML) e aprendizagem profunda para analisar grandes quantidades de dados e identificar padrões que podem não ser imediatamente perceptíveis ao olho humano.

Uma das aplicações mais significativas da IA no diagnóstico veterinário é a análise de imagens médicas. Os algoritmos de IA podem processar radiografias, tomografias computorizadas, imagens de ultra-sons e dados de ressonância magnética para detetar doenças como fracturas, tumores, pneumonia e anomalias de órgãos internos com uma precisão excecional. Ao aprender com grandes conjuntos de dados de imagens anotadas, estes sistemas podem identificar alterações subtis nas estruturas dos tecidos e destacar áreas de preocupação, permitindo o diagnóstico e a intervenção precoces.

A IA é também amplamente utilizada na análise de dados clínicos e laboratoriais. Os modelos de aprendizagem automática podem interpretar resultados de análises ao sangue, culturas microbiológicas e dados genéticos para detetar infecções, perturbações metabólicas ou doenças hereditárias. Por exemplo, a IA pode prever doenças como a mastite em vacas leiteiras, analisando a composição do leite e identificando padrões de infeção antes do

aparecimento de sintomas visíveis.
Para além da imagiologia e da análise laboratorial, os dispositivos e sensores portáteis baseados em IA desempenham um papel crucial na deteção precoce de doenças. Estes sistemas monitorizam parâmetros vitais como o ritmo cardíaco, a temperatura, a respiração e os níveis de atividade em tempo real. Se forem detectados padrões anormais, como uma atividade reduzida ou febre, o sistema de IA alerta os veterinários, permitindo uma intervenção atempada.
Além disso, a IA ajuda a prever surtos de doenças através da análise de grandes conjuntos de dados de explorações pecuárias, clínicas veterinárias e fontes ambientais. Os modelos de aprendizagem automática podem identificar tendências e correlações entre factores como o clima, a densidade populacional e os registos de saúde para prever potenciais surtos. Isto é particularmente valioso para a gestão de doenças infecciosas em animais de criação e para a prevenção de perdas económicas na agricultura.
Ao integrar a IA nos diagnósticos veterinários, os veterinários podem fornecer diagnósticos mais exactos, precoces e eficientes, melhorando os resultados em termos de saúde animal e reduzindo os custos de tratamento. Os sistemas apoiados pela IA não só melhoram a tomada de decisões, como também ajudam a detetar doenças em fases subclínicas, garantindo um melhor bem-estar e produtividade dos animais. À medida que estas tecnologias continuam a evoluir, têm um enorme potencial para transformar a medicina veterinária à escala global.

2.3. Sistemas de apoio à decisão clínica com aprendizagem automática

Os Sistemas de Apoio à Decisão Clínica (CDSS) alimentados por aprendizagem automática (ML) estão a transformar a medicina veterinária, ajudando os veterinários a tomar decisões mais rápidas, mais precisas e baseadas em provas. Estes sistemas integram grandes quantidades de dados, incluindo registos médicos, resultados de diagnósticos e informações de saúde em tempo real, para fornecer informações acionáveis que apoiam as decisões clínicas. A aprendizagem automática, um subconjunto da inteligência artificial, permite que os CDSS "aprendam" com dados históricos e melhorem a sua precisão de previsão ao longo do tempo. Ao analisar padrões e relações em grandes conjuntos de dados, os sistemas baseados em ML podem identificar riscos de doença, recomendar protocolos de tratamento e prever os resultados dos doentes.

2.4. Aplicações de inteligência artificial em estudos de casos

A inteligência artificial (IA) demonstrou o seu impacto transformador na medicina veterinária através de vários estudos de casos do mundo real. Estas aplicações realçam os benefícios práticos da IA no diagnóstico de doenças, na melhoria dos tratamentos e na melhoria dos cuidados gerais com os animais.

Uma das utilizações mais proeminentes da IA é no diagnóstico por imagem, em que os algoritmos de IA analisam radiografias, ressonâncias magnéticas e tomografias computorizadas com uma precisão notável. Por exemplo, os sistemas de IA têm sido utilizados com êxito para detetar fracturas ósseas, anomalias nas articulações e tumores em cães e gatos. Num estudo de caso, os modelos de aprendizagem automática identificaram osteoartrite em fase inicial em cães, permitindo aos veterinários iniciar o tratamento antes de ocorrerem danos significativos nas articulações.

A IA também se tem revelado inestimável na previsão de doenças e na gestão de surtos. Na criação de gado, os sistemas de IA analisam dados como factores ambientais, qualidade dos alimentos e registos de saúde dos rebanhos para prever surtos de doenças como a mastite ou infecções respiratórias. Um estudo de caso envolvendo explorações leiteiras mostrou em como os sistemas de IA previram com precisão a mastite subclínica nas vacas, permitindo aos agricultores implementar medidas preventivas e reduzir as perdas económicas.

Nos cuidados com animais de companhia, os dispositivos portáteis equipados com tecnologia de IA melhoraram a monitorização da saúde em tempo real. Por exemplo, coleiras baseadas em IA que monitorizam o ritmo cardíaco, a temperatura e os níveis de atividade têm sido utilizadas para detetar sinais precoces de doenças cardíacas ou de stress em cães. Num caso, um dispositivo deste tipo alertou os veterinários para ritmos cardíacos anormais num cão, levando a uma intervenção precoce e a melhores resultados em termos de saúde.

A IA está também a transformar a tomada de decisões clínicas. Num estudo de caso que envolveu oncologia veterinária, a IA analisou registos de pacientes e relatórios de patologia para recomendar planos de tratamento personalizados para animais com cancro. Ao comparar o estado do animal com milhares de casos semelhantes, a IA ajudou os veterinários a escolher os protocolos de quimioterapia mais eficazes, melhorando as taxas de sobrevivência e a qualidade de vida.

Além disso, as aplicações de IA simplificaram a deteção de doenças na vida selvagem. Por exemplo, modelos de IA treinados em dados de imagens térmicas foram utilizados para identificar sinais precoces de infecções em espécies ameaçadas, ajudando os conservacionistas a proteger as populações animais de doenças que poderiam ameaçar a sua sobrevivência.

Estes estudos de caso ilustram a forma como a IA pode processar grandes quantidades de dados, identificar padrões e fornecer informações acionáveis, permitindo aos veterinários fornecer diagnósticos e tratamentos mais rápidos e precisos. Ao colmatar as lacunas no conhecimento e nos recursos, a IA continua a fazer avançar a medicina veterinária, melhorando os resultados para os animais em vários sectores, desde os animais de estimação aos animais de criação e aos animais selvagens.

3. IOT (INTERNET DAS COISAS) E MONITORIZAÇÃO DA SAÚDE ANIMAL

A tecnologia IoT (Internet of Things) tem um grande potencial na monitorização e gestão da saúde animal. Esta tecnologia permite que vários sensores e dispositivos se liguem, recolham, transmitam e analisem dados. Especialmente em quintas e operações pecuárias de grande escala, os dispositivos IoT são utilizados para monitorizar o estado de saúde dos animais em tempo real. Estes sensores recolhem dados sobre a temperatura corporal dos animais, o ritmo cardíaco, os níveis de atividade, o consumo de ração e outras informações biométricas.

Os sistemas de monitorização da saúde animal, alimentados por dispositivos IoT, fornecem dados mais precisos e atempados. Isto permite aos veterinários detetar precocemente condições de saúde anormais, melhorar os processos de tratamento e melhorar a saúde geral. A tecnologia IoT desempenha um papel crucial na monitorização dos níveis de stress, na prevenção da propagação de doenças e na criação de ambientes ideais para uma produção eficiente. Outra vantagem da IoT é a capacidade de recolher dados de forma contínua e em tempo real. Isto garante que o estado de saúde dos animais é monitorizado não apenas durante as visitas veterinárias, mas a todo o momento. Além disso, os dispositivos IoT integrados nos sistemas de gestão agrícola ajudam a simplificar as operações, tornando-as mais eficientes e económicas.

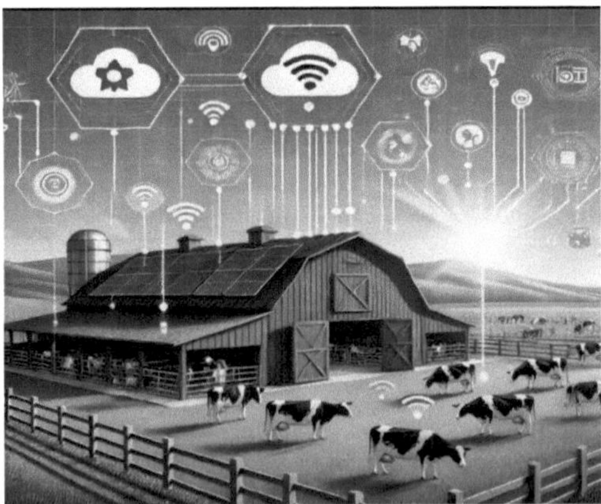

Figura 2. Uma exploração agrícola equipada com sistemas de monitorização inteligentes

3.1. Monitorização dos dados de saúde dos animais de criação com sensores

A monitorização da saúde dos animais de criação através da tecnologia de sensores tornou-se uma inovação fundamental na gestão moderna da pecuária. Estes sistemas avançados fornecem dados em tempo real sobre os parâmetros fisiológicos e comportamentais dos animais, ajudando os agricultores e veterinários a garantir o bem-estar dos animais, a melhorar a produtividade e a prevenir surtos de doenças. Os sensores são normalmente integrados em dispositivos portáteis, tais como coleiras inteligentes, marcas auriculares, faixas nas pernas ou microchips implantados. Estes dispositivos recolhem uma vasta gama de dados sobre a saúde e o ambiente, incluindo a temperatura corporal, o ritmo cardíaco, a frequência respiratória, os níveis de atividade, os padrões de alimentação e a produção de leite. A informação recolhida é transmitida para plataformas baseadas na nuvem, onde é analisada utilizando algoritmos de inteligência artificial (IA) e de aprendizagem automática (ML). As alterações nos sinais vitais ou nos comportamentos - como a diminuição da atividade, a redução do consumo de ração ou o aumento da temperatura corporal - podem indicar o início de doenças, como a mastite, a claudicação ou as infecções respiratórias. Ao identificar precocemente estas anomalias, os agricultores podem intervir antes de a doença progredir, reduzindo a necessidade de tratamentos dispendiosos e evitando potenciais perdas. Os sensores são também cruciais na monitorização da saúde reprodutiva. Por , os sensores podem detetar ciclos de cio em vacas ou ovelhas através da análise do movimento e das alterações comportamentais, permitindo uma calendarização precisa da inseminação artificial. Isto melhora a eficiência da reprodução e aumenta as hipóteses de uma gravidez bem sucedida.

Além disso, os sensores desempenham um papel na otimização da produtividade animal. No caso das vacas leiteiras, os colares inteligentes monitorizam a produção de leite e os comportamentos alimentares, garantindo que os animais recebem a nutrição e os cuidados adequados para maximizar a produção de leite. Da mesma forma, os rastreadores de atividade ajudam a avaliar o bem-estar dos animais em sistemas de criação intensiva ou ao ar livre, assegurando que estão activos e sem stress.

Outra aplicação fundamental dos sensores é a monitorização ambiental. Os sensores medem a temperatura, a humidade e a qualidade do ar do estábulo para garantir condições de vida ideais para os animais. A manutenção de parâmetros ambientais adequados reduz o stress, melhora as taxas de crescimento e previne doenças relacionadas com o calor no gado.

Ao integrar a tecnologia de sensores com a análise orientada por IA, os agricultores obtêm informações acionáveis sobre a saúde e o comportamento de animais individuais ou de manadas inteiras. Esta tecnologia não só melhora o bem-estar dos animais, como também melhora a eficiência, a sustentabilidade e a rentabilidade das explorações agrícolas. À medida que a tecnologia de sensores continua a evoluir, o seu papel na pecuária de precisão tornar-se-á cada vez mais significativo, abrindo caminho para uma agricultura mais inteligente e baseada em dados.

3.2. Rastreio individual de animais e gestão de efectivos com a IoT

A integração da Internet das Coisas (IoT) no rastreio de animais e na gestão de rebanhos revolucionou a pecuária moderna ao permitir a monitorização em tempo real, a recolha precisa de dados e a gestão eficiente de recursos. Os sistemas baseados na IoT consistem em sensores ligados, dispositivos portáteis e plataformas baseadas na nuvem que trabalham em conjunto para monitorizar a saúde, o comportamento e a localização de animais individuais, ao mesmo tempo que fornecem informações para a gestão global do efetivo.

O rastreio individual de animais é conseguido através de dispositivos compatíveis com a IoT, como coleiras inteligentes, marcas auriculares ou microchips implantados. Estes dispositivos monitorizam parâmetros-chave, incluindo o movimento, a temperatura corporal, o ritmo cardíaco, os hábitos alimentares e os padrões de repouso. Ao recolher e transmitir continuamente dados para plataformas centralizadas, os agricultores podem monitorizar a saúde e o desempenho de cada animal em tempo real. Por exemplo, comportamentos anormais - como movimentos reduzidos ou alimentação irregular - podem indicar sinais precoces de doença ou lesão, permitindo uma intervenção atempada e reduzindo potenciais perdas.

Para além do rastreio individual, os sistemas IoT melhoram a gestão do efetivo através da análise de dados agregados de todo o grupo. Isto fornece informações sobre a saúde geral do efetivo, os ciclos de reprodução e as condições ambientais. Por exemplo, os dispositivos IoT podem detetar ciclos de cio no gado, permitindo uma calendarização precisa da inseminação artificial e melhorando as taxas de sucesso da reprodução. Além disso, os sensores podem seguir os movimentos do rebanho em áreas de pastagem, ajudando a otimizar a gestão das pastagens e a evitar o sobrepastoreio.

A tecnologia IoT também melhora o controlo de doenças. Ao monitorizar a propagação de doenças dentro de um rebanho, os agricultores podem isolar os animais afectados, administrar o tratamento prontamente e evitar surtos. Isto é especialmente importante em explorações de grande escala, onde as doenças não detectadas podem espalhar-se rapidamente e levar a perdas económicas significativas.

Além disso, os sistemas IoT integram-se com sensores ambientais para gerir as condições do estábulo ou do pasto. Ao monitorizar a temperatura, a humidade e a qualidade do ar, estes sistemas garantem que os animais são alojados em condições ideais, melhorando o seu conforto, saúde e produtividade. A adoção da IoT para rastreio individual e gestão de rebanhos acaba por aumentar a eficiência e a rentabilidade das explorações agrícolas. Ao automatizar a recolha e análise de dados, os agricultores podem tomar decisões informadas, reduzir o trabalho manual e otimizar a utilização de recursos, como a alimentação e os cuidados veterinários. À medida que a tecnologia IoT continua a evoluir, a sua aplicação na pecuária de precisão desempenhará um papel crucial para garantir uma produção animal sustentável, eficiente e centrada no bem-estar.

3.3. Sistemas de monitorização remota e de diagnóstico precoce

Os sistemas de monitorização remota e de diagnóstico precoce transformaram os cuidados de saúde animal ao permitirem o acompanhamento contínuo e em tempo real da saúde animal, independentemente da localização. Estes sistemas combinam a tecnologia de sensores, a Internet das Coisas (IoT) e a inteligência artificial (IA) para detetar sinais precoces de doenças ou anomalias de saúde, garantindo uma intervenção atempada e melhores resultados tanto para os animais de companhia como para os animais de criação. A monitorização remota baseia-se em dispositivos portáteis, como coleiras inteligentes, marcas auriculares ou sensores implantáveis que medem os principais parâmetros fisiológicos e comportamentais, incluindo a temperatura corporal, o ritmo cardíaco, a frequência respiratória, os níveis de atividade e os padrões de alimentação. Os dados recolhidos são transmitidos sem fios para plataformas baseadas na nuvem, onde os algoritmos de IA analisam a informação para detetar anomalias ou tendências. Isto permite que os veterinários e os agricultores monitorizem os animais à distância e identifiquem potenciais problemas de saúde antes de os sintomas se tornarem graves. Por , alterações subtis nos níveis de atividade, na temperatura corporal ou no apetite podem sinalizar o início de condições como claudicação, mastite ou doenças respiratórias. Estes sistemas alertam imediatamente os tratadores, permitindo um tratamento imediato e minimizando o impacto das doenças no bem-estar e na produtividade dos animais. Na criação de gado, os sistemas de monitorização remota são particularmente valiosos para a gestão de grandes rebanhos. Ao monitorizar a saúde de cada animal, os agricultores podem isolar rapidamente os animais doentes, evitando a propagação de doenças contagiosas. Por , as explorações leiteiras utilizam estes sistemas para detetar mastites subclínicas nas vacas, analisando a qualidade do leite e os sinais vitais, assegurando uma intervenção precoce e reduzindo as perdas económicas. Nos animais de companhia, os sistemas de monitorização remota são cada vez mais utilizados para animais de estimação com doenças crónicas como a diabetes, doenças cardíacas ou artrite. Os dispositivos que monitorizam o ritmo cardíaco e o movimento podem alertar os veterinários ou os donos dos animais para irregularidades, garantindo que o animal recebe cuidados antes que a doença se agrave. Além disso, a monitorização remota contribui para a otimização ambiental. Por , os sensores instalados em celeiros ou pastagens monitorizam a temperatura, a humidade e a qualidade do ar, garantindo que os animais são mantidos em condições ideais para reduzir o stress e evitar doenças relacionadas com o calor. Ao permitir a vigilância contínua da saúde e o diagnóstico precoce, os sistemas de monitorização remota melhoram os resultados da saúde animal, reduzem os custos de tratamento e aumentam a eficiência das explorações. Estas tecnologias representam uma mudança para os cuidados preventivos, em que os problemas de saúde são tratados antes de se tornarem críticos, garantindo um melhor bem-estar para os animais e práticas mais sustentáveis para veterinários e agricultores.

4. SISTEMAS ROBÓTICOS E TECNOLOGIAS CIRÚRGICAS

Os sistemas robóticos e as tecnologias cirúrgicas estão a transformar o campo da medicina veterinária, introduzindo precisão, eficiência e capacidades avançadas na cirurgia. Estas tecnologias melhoram a capacidade do veterinário para efetuar procedimentos complexos com maior precisão e menos risco para o animal. Os sistemas cirúrgicos robóticos, por , permitem a realização de cirurgias minimamente invasivas, que normalmente em tempos de recuperação mais rápidos, incisões mais pequenas e menos dor para o animal. Estes sistemas estão equipados com câmaras de alta definição, ferramentas especializadas e navegação assistida por computador, proporcionando aos veterinários uma visão detalhada e ampliada do local da cirurgia. Esta visualização melhorada aumenta a precisão da cirurgia e reduz as hipóteses de erro humano. A precisão oferecida pelos sistemas robóticos também permite a realização de procedimentos delicados, como neurocirurgia ou substituição de articulações, com um elevado nível de sucesso. Para além da cirurgia robótica, outros avanços tecnológicos, como a cirurgia a laser e os dispositivos electrocirúrgicos, são normalmente utilizados para melhorar os resultados cirúrgicos. A cirurgia a laser, por exemplo, minimiza a hemorragia, reduz o risco de infeção e acelera a recuperação. As unidades electrocirúrgicas proporcionam um corte e uma coagulação precisos, melhorando a eficiência e a segurança cirúrgicas. Estas inovações também beneficiam tanto os profissionais veterinários como os donos dos animais. Os veterinários podem efetuar procedimentos com maior confiança, sabendo que a tecnologia avançada os ajudará a obter os melhores resultados possíveis. Os donos dos animais, por sua vez, podem esperar tempos de recuperação mais rápidos e um risco reduzido de complicações, o que conduz a melhores resultados globais para os seus animais. De um modo geral, os sistemas robóticos e as tecnologias cirúrgicas representam um grande salto em frente nos cuidados veterinários, melhorando os resultados cirúrgicos, aumentando o bem-estar dos animais e fornecendo aos veterinários ferramentas poderosas para efetuar uma vasta gama de procedimentos médicos com maior precisão e segurança.

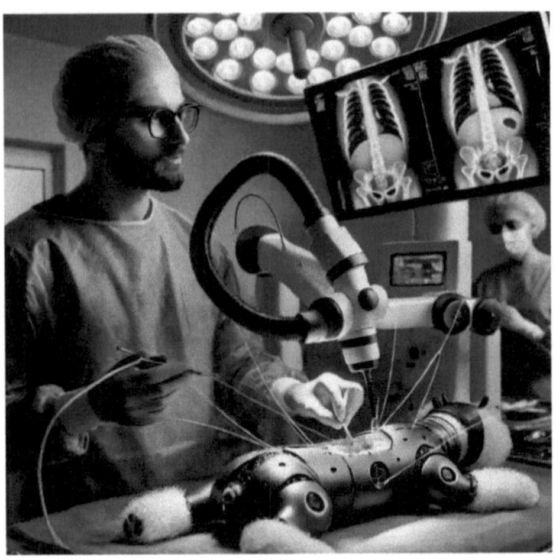

Figura 3. Veterinário com sistema cirúrgico robótico

4.1. Sistemas de apoio robótico em cirurgia veterinária

Os sistemas de apoio robótico em cirurgia veterinária introduziram uma nova era de precisão, eficiência e procedimentos minimamente invasivos, transformando a forma como as cirurgias são efectuadas em animais. Estes sistemas avançados integram a robótica com tecnologia de imagem de ponta, proporcionando aos veterinários um maior controlo, precisão e visualização durante as cirurgias. Na cirurgia veterinária, os sistemas robóticos são normalmente constituídos por braços robóticos, instrumentos cirúrgicos e uma consola que permite ao cirurgião controlar o procedimento remotamente. Estes sistemas incluem frequentemente câmaras de alta definição e imagens 3D, permitindo ao cirurgião visualizar o local da cirurgia com mais pormenor do que os métodos tradicionais. A visualização melhorada ajuda a detetar detalhes anatómicos minuciosos, melhorando a precisão das incisões, suturas e remoção de tumores ou tecidos danificados.

Uma das principais vantagens dos sistemas robóticos é a cirurgia minimamente invasiva. As ferramentas robóticas podem efetuar operações com incisões mais pequenas, o que reduz o risco de infeção, minimiza os danos nos tecidos e encurta os tempos de recuperação dos animais. Por exemplo, procedimentos como cirurgias da coluna vertebral, reparações de articulações ou mesmo cirurgias de tecidos moles podem ser efectuados com um traumatismo mínimo dos tecidos circundantes, resultando em menos dor e numa cura mais rápida para o doente. Para além de reduzir os tempos de recuperação, os sistemas de cirurgia

robótica melhoram a precisão cirúrgica.
Os braços robóticos podem ser controlados com precisão até uma fração de milímetro, permitindo incisões e movimentos altamente precisos que seriam difíceis de conseguir com técnicas manuais tradicionais. Este nível de precisão é particularmente benéfico em cirurgias delicadas, como as que envolvem o olho, neurocirurgia ou procedimentos ortopédicos.
Os sistemas robóticos também fornecem dados e feedback em tempo real durante a cirurgia, permitindo que o veterinário tome decisões informadas. Alguns sistemas estão equipados com capacidades de IA que analisam e sugerem as melhores abordagens cirúrgicas com base na anatomia e condição únicas do paciente, aumentando ainda mais as taxas de sucesso de cirurgias complexas.

Além disso, a cirurgia robótica reduz o esforço físico dos veterinários, uma vez que o sistema assume as tarefas mais repetitivas e complexas, permitindo que o cirurgião se concentre em aspectos mais amplos do procedimento. Também promove a colaboração entre equipas veterinárias, uma vez que vários profissionais podem interagir com o sistema, partilhando conhecimentos e experiência, mesmo a partir de locais remotos.
Em geral, os sistemas de apoio robótico em cirurgia veterinária representam um avanço significativo, oferecendo procedimentos mais precisos, mais seguros e mais rápidos para os animais. Estes sistemas não só melhoram os resultados cirúrgicos, como também aumentam a eficiência geral das práticas veterinárias, proporcionando melhores cuidados com menos complicações e tempos de recuperação mais rápidos. À medida que as tecnologias robóticas continuam a avançar, espera-se que a sua integração na medicina veterinária se torne mais generalizada, melhorando a qualidade dos cuidados prestados aos animais numa variedade de disciplinas cirúrgicas.

4.2. A cirurgia laparoscópica e o papel dos robots

A cirurgia laparoscópica, também conhecida como cirurgia minimamente invasiva, tornou-se uma abordagem padrão na medicina veterinária, oferecendo técnicas menos invasivas para uma série de procedimentos. O procedimento envolve a realização de pequenas incisões no corpo do animal, através das quais uma câmara e instrumentos cirúrgicos especializados são inseridos para realizar operações sem a necessidade de grandes feridas abertas. Este método reduz significativamente o tempo de recuperação, minimiza o risco de infeção e causa menos traumas nos tecidos circundantes.

O papel dos robôs na cirurgia laparoscópica leva esta técnica um passo mais além, oferecendo maior precisão, controlo e flexibilidade durante o procedimento. Os sistemas robóticos, que normalmente incluem braços robóticos, ferramentas cirúrgicas especializadas e uma câmara de alta definição, aumentam a capacidade do cirurgião para manipular instrumentos com extrema precisão. Estes sistemas são controlados através de uma consola que permite ao veterinário executar movimentos delicados com muito mais precisão do que seria possível apenas com mãos humanas. Os braços robóticos podem efetuar ajustes altamente refinados em tempo real, garantindo uma melhor precisão durante cirurgias complexas, como as que envolvem o trato gastrointestinal, cirurgias urogenitais ou biópsias de órgãos.

Uma das principais vantagens da cirurgia laparoscópica assistida por robótica é a maior destreza que proporciona. A cirurgia laparoscópica tradicional exige que o cirurgião manobre os instrumentos através de uma cavidade estreita, o que pode ser difícil e, por vezes, limitar a amplitude de movimentos. Os sistemas robóticos, no entanto, oferecem uma maior flexibilidade e movimento multi-eixo, o que permite ao cirurgião aceder mais facilmente a áreas de difícil acesso e realizar acções precisas com maior facilidade.

Para além da precisão, os sistemas robóticos melhoram a visualização. As câmaras utilizadas na cirurgia laparoscópica assistida por robôs oferecem normalmente imagens 3D de alta definição, o que proporciona ao cirurgião uma melhor visão da anatomia interna em comparação com as câmaras laparoscópicas 2D tradicionais. Estas imagens avançadas ajudam a identificar até as anomalias mais pequenas, garantindo diagnósticos mais precisos e melhores resultados cirúrgicos.

Os sistemas robóticos também reduzem o esforço físico do cirurgião. A cirurgia laparoscópica tradicional pode ser fisicamente exigente, especialmente durante procedimentos longos e complicados. Com a robótica, o cirurgião pode sentar-se confortavelmente numa consola, controlando os braços robóticos enquanto o sistema executa as tarefas mais extenuantes. Em geral, a combinação de cirurgia laparoscópica com assistência robótica oferece uma abordagem mais eficiente, precisa e minimamente invasiva à cirurgia veterinária. Estas tecnologias não só melhoram as taxas de sucesso de procedimentos complexos, como também aumentam os tempos de recuperação, minimizam as complicações e reduzem a dor e o desconforto dos animais envolvidos. À medida que os sistemas robóticos continuam a evoluir, o seu papel na cirurgia laparoscópica só irá crescer, ajudando a tornar os procedimentos veterinários mais seguros e mais eficazes para os animais.

4.3. Robôs de reabilitação e tecnologias protésicas

Os robôs de reabilitação e as tecnologias protésicas estão a dar passos significativos na medicina veterinária, oferecendo soluções inovadoras para os animais que recuperam de lesões ou cirurgias, bem como para os animais com deficiências. Estas tecnologias fornecem um apoio crucial para melhorar a mobilidade, restaurar a função e melhorar a qualidade de vida dos animais que necessitam de reabilitação ou de próteses. Os robôs de reabilitação são concebidos para ajudar na recuperação dos animais, proporcionando uma fisioterapia direcionada através de movimentos controlados e repetitivos. Estes dispositivos robóticos são frequentemente utilizados nos casos em que os animais sofrem de perturbações neurológicas, lesões músculo-esqueléticas ou recuperação pós-cirúrgica. Os robôs de reabilitação podem ajudar com exercícios concebidos para promover a mobilidade das articulações, a força muscular e a recuperação geral, permitindo que os animais recuperem a funcionalidade que pode ter sido perdida devido a lesões ou doenças.

Por exemplo, os dispositivos robóticos utilizados na reabilitação canina centram-se frequentemente na melhoria do movimento dos membros após cirurgias como a substituição da anca ou do joelho. Estes robôs podem oferecer exercícios de marcha assistida em que o animal é apoiado por um arnês robótico, permitindo-lhe mover os membros através de uma gama de movimentos prescrita. Esta reabilitação controlada ajuda a fortalecer os músculos, a reduzir a dor e a melhorar a coordenação, acelerando o processo de recuperação.

O papel das tecnologias protésicas tem sido igualmente transformador, particularmente nos casos em que um animal perde um membro devido a amputação ou a defeitos congénitos. Os membros protéticos para animais, muitas vezes feitos à medida de cada paciente, são concebidos para os ajudar a recuperar a mobilidade e a realizar actividades diárias que de outra forma seriam impossíveis. Estas próteses são normalmente feitas de materiais leves e duráveis, como a fibra de carbono, e são concebidas para proporcionar um conforto e uma funcionalidade óptimos.

Por , nas próteses caninas, os cães que sofreram amputação devido a lesão ou doença podem ser equipados com um membro protético, permitindo-lhes andar, correr e manter um estilo de vida ativo. As próteses podem ser adaptadas às medidas e peso específicos do animal, assegurando um andar o mais natural possível. Os dispositivos protéticos podem incluir caraterísticas como materiais de absorção de choques ou componentes ajustáveis para se adaptarem às necessidades variáveis do animal ao longo do tempo.

Os robots de reabilitação e as tecnologias de próteses trabalham frequentemente em conjunto. Por exemplo, depois de receber um membro protésico, um animal pode ser submetido a reabilitação para ajudar a adaptar-se ao novo dispositivo. O robô de reabilitação pode ajudar a treinar o animal para utilizar a prótese de forma eficaz, ajudando a garantir o desenvolvimento muscular e o movimento articular adequados. Esta abordagem integrada melhora a recuperação e acelera a adaptação do animal ao seu novo membro funcional.

Estas tecnologias não só melhoram a recuperação física, como também contribuem para bem-estar emocional dos animais, devolvendo-lhes a independência e a capacidade de se envolverem em actividades normais. À medida que a tecnologia continua a avançar, espera-se que tanto os robots de reabilitação como os dispositivos protésicos se tornem ainda mais sofisticados, oferecendo uma maior mobilidade e uma melhor qualidade de vida aos animais que enfrentam desafios físicos.

5. SERVIÇOS TELE-VETERINÁRIOS E DE CLÍNICA DIGITAL

Os serviços de tele-veterinária e as clínicas digitais estão a revolucionar a forma como os cuidados veterinários são prestados, proporcionando maior acessibilidade, conveniência e eficiência tanto para os donos dos animais como para os veterinários. Estes serviços tiram partido das tecnologias digitais para facilitar consultas, diagnósticos e planeamento de tratamentos à distância, ultrapassando barreiras geográficas e melhorando a prestação de cuidados veterinários. Os serviços de tele-veterinária utilizam a tecnologia de telecomunicações para permitir aos veterinários diagnosticar e tratar os animais à distância. Isto pode ser feito através de videochamadas, consultas telefónicas ou plataformas de mensagens seguras onde os donos dos animais podem fornecer informações em tempo real sobre o estado do seu animal. Os veterinários podem avaliar os sintomas, dar conselhos, recomendar tratamentos ou mesmo orientar os donos dos animais em procedimentos básicos. Por exemplo, o dono de um animal de estimação pode utilizar um smartphone para mostrar ao veterinário o problema de pele do seu cão ou descrever os sintomas, permitindo que o veterinário faça uma avaliação inicial e sugira um curso de ação.

Uma das principais vantagens das consultas de tele-veterinária é a acessibilidade que proporciona. Os animais que vivem em zonas rurais ou em zonas mal servidas, onde as clínicas veterinárias podem ser poucas ou distantes, podem receber cuidados profissionais sem necessidade de deslocações de longa distância. Além disso, a telemedicina é conveniente para os donos dos animais, permitindo-lhes evitar o tempo e o custo de uma deslocação física a uma clínica para tratar de problemas menores ou para consultas de acompanhamento. É particularmente benéfica para check-ups de rotina, vacinas ou monitorização pós-cirúrgica, em que as visitas presenciais podem nem sempre ser necessárias.

Os serviços de clínica digital levam os cuidados tele-veterinários um passo mais além, integrando várias ferramentas e plataformas digitais para fornecer um espetro completo de cuidados em linha. Estas clínicas digitais podem oferecer serviços como prescrições em linha, registos de saúde digitais, diagnósticos remotos e consultas virtuais 24 horas por dia, 7 dias por semana. Muitas clínicas digitais também implementaram ferramentas avançadas baseadas em IA que ajudam a diagnosticar doenças comuns, a gerir tratamentos e a acompanhar o progresso do animal ao longo do tempo. Através destas plataformas, os donos dos animais podem facilmente marcar consultas virtuais, carregar informações de saúde relevantes e receber receitas diretamente em casa. Por exemplo, uma clínica digital pode utilizar ferramentas de diagnóstico que permitam aos donos dos animais carregar imagens dos sintomas de um animal - como uma lesão ou infeção cutânea - permitindo aos veterinários analisar as imagens e fornecer feedback. Do mesmo modo, os dispositivos de monitorização remota podem ser ligados a plataformas digitais para acompanhar os dados de saúde do animal, como a temperatura, o ritmo cardíaco ou os níveis de atividade, permitindo aos veterinários monitorizar remotamente doenças crónicas, como a diabetes ou as doenças cardíacas. Os serviços de tele-veterinária e de clínica digital também oferecem consultas especializadas. Se um animal necessitar de cuidados especializados, um veterinário de cuidados primários pode consultar um especialista à distância, permitindo um acesso mais rápido a aconselhamento especializado sem o animal tenha de ser transportado fisicamente para outro local. Isto é particularmente valioso para animais com doenças complexas ou raras, uma vez que reduz os tempos de espera e agiliza o processo de tratamento. Certos procedimentos médicos, testes de diagnóstico e exames físicos requerem visitas presenciais e as consultas à distância são frequentemente mais adequadas para casos não urgentes ou cuidados de acompanhamento. No entanto, a capacidade de fornecer aconselhamento, apoio e consultas imediatos através de plataformas digitais expandiu significativamente o alcance dos cuidados veterinários, oferecendo opções mais acessíveis, atempadas e económicas tanto para os donos de animais como para os veterinários. De um modo geral, os serviços de tele-veterinária e as clínicas digitais estão a remodelar o futuro dos cuidados de saúde animal, proporcionando um modelo de cuidados mais flexível, eficiente e inclusivo que beneficia tanto os animais como os seus donos.

5.1. O que é a consultoria veterinária à distância (tele-veterinária)?

A consultoria veterinária à distância, também conhecida como tele-veterinária ou telemedicina para animais, refere-se à utilização de ferramentas e tecnologias de comunicação digital para prestar serviços veterinários à distância. Permite que os veterinários consultem os donos ou cuidadores de animais através de várias plataformas digitais, como videochamadas, consultas telefónicas, mensagens de texto ou aplicações seguras, sem necessidade de visitas presenciais. Os serviços de tele-veterinária envolvem normalmente consultas para **questões não emergenciais**, em que os donos dos animais podem fornecer informações detalhadas sobre o estado de saúde, os sintomas ou os comportamentos de um animal. Esta informação pode incluir provas visuais, tais como fotografias ou vídeos da lesão, condição da pele ou sintomas de um animal de estimação, que o veterinário pode então analisar e utilizar para fazer um diagnóstico ou recomendar um curso de ação.

5.2. Serviço para donos de animais de estimação com aplicações móveis e dispositivos inteligentes

As aplicações móveis e os dispositivos inteligentes transformaram a forma como os donos de animais de companhia gerem a saúde e o bem-estar dos seus animais. Estas tecnologias permitem uma variedade de serviços, fornecendo aos donos de animais de estimação dados em tempo real, informações de saúde personalizadas e acesso direto aos cuidados veterinários. As aplicações móveis e os dispositivos conectados podem acompanhar a atividade física de um animal de estimação, monitorizar a sua saúde e oferecer comunicação direta com veterinários, tudo a partir do smartphone do dono do animal. As aplicações móveis para cuidados com animais de estimação podem incluir funcionalidades como o acompanhamento da saúde, lembretes de vacinas, medicamentos e consultas veterinárias programadas, bem como orientações sobre nutrição e exercício. Algumas aplicações permitem aos donos registar o comportamento, a dieta e o historial médico dos seus animais de estimação, que podem ser facilmente partilhados com os veterinários durante as consultas. Estas ferramentas não só ajudam a garantir que os animais de estimação recebem cuidados atempados, como também fornecem dados valiosos para criar planos de tratamento mais eficazes. Para além destas aplicações, os dispositivos inteligentes, como coleiras, monitores de saúde e rastreadores de atividade, estão a tornar-se cada vez mais populares. Estes dispositivos podem monitorizar os níveis de atividade diária do animal, as calorias queimadas, os padrões de sono e até sinais fisiológicos como o ritmo cardíaco e a temperatura corporal. Por exemplo, uma coleira inteligente pode ajudar a monitorizar os movimentos e a localização de um cão, garantindo a segurança e promovendo um estilo de vida ativo. Da mesma forma, os dispositivos de monitorização da saúde podem fornecer alertas se for detectado um comportamento invulgar ou sinais vitais, permitindo a deteção precoce de potenciais problemas de saúde, como uma infeção ou stress. Os dispositivos inteligentes para animais de estimação também contribuem para a monitorização remota da saúde. Muitos dispositivos são concebidos para sincronizar com aplicações móveis, fornecendo aos donos dos animais e aos veterinários dados de saúde contínuos. Isto é especialmente útil para animais de estimação com doenças crónicas, uma vez que permite um acompanhamento e gestão consistentes sem visitas frequentes à clínica. Alguns dispositivos inteligentes até oferecem alertas em tempo real, permitindo que os donos dos animais respondam rapidamente se o seu animal de estimação estiver em perigo ou precisar de cuidados médicos. De um modo geral, a integração de aplicações móveis e dispositivos inteligentes nos serviços de cuidados a animais de estimação tornou mais fácil para os donos manterem-se informados sobre a saúde dos seus animais, melhorar o seu bem-estar e assegurar intervenções atempadas quando necessário. Estas tecnologias proporcionam conveniência e paz de espírito, criando uma abordagem mais eficiente e proactiva aos cuidados veterinários e à gestão dos animais de estimação. À medida que a tecnologia continua a avançar, estas ferramentas tornar-se-ão mais sofisticadas, melhorando ainda mais os cuidados e a gestão dos animais de companhia.

5.3. Soluções de clínica digital em zonas rurais

As soluções de clínicas digitais em áreas rurais estão a colmatar a lacuna entre os donos de animais de estimação e os cuidados veterinários, fornecendo serviços essenciais em regiões onde as clínicas tradicionais podem ser escassas ou de difícil acesso. Estas soluções aproveitam a telemedicina, as aplicações móveis e as plataformas digitais de saúde para levar os cuidados veterinários diretamente casa dos donos dos animais, melhorando o acesso aos cuidados e reduzindo a necessidade de longas deslocações. Para os donos de animais em zonas rurais, as clínicas digitais oferecem consultas remotas com veterinários através de videochamadas, chamadas telefónicas ou plataformas de mensagens em .

Estas consultas podem abordar uma vasta gama de questões, desde check-ups de rotina a conselhos de emergência, permitindo que os donos dos animais recebam orientação profissional sem terem de se deslocar longas distâncias até uma clínica. Este serviço é especialmente valioso em situações de emergência, em que o aconselhamento ou a intervenção imediata podem ser cruciais para a saúde de um animal. As plataformas de clínicas digitais também permitem que os veterinários monitorizem remotamente a saúde dos animais de estimação utilizando dispositivos conectados. Os rastreadores de saúde vestíveis podem enviar dados em tempo real sobre os níveis de atividade, sinais vitais ou alterações comportamentais de um animal de estimação, permitindo que os veterinários avaliem as condições remotamente e forneçam recomendações atempadas.

Isto é particularmente útil para animais com doenças crónicas ou que de cuidados contínuos, uma vez que as visitas presenciais regulares podem ser onerosas nas zonas rurais. Além disso, estas soluções digitais incluem frequentemente funcionalidades como a marcação de consultas, receitas digitais e lembretes de medicação, ajudando os donos dos animais a manterem-se a par das necessidades de saúde dos seus animais. Esta simplificação das tarefas administrativas pode aumentar significativamente a eficiência da prestação de cuidados, garantindo que os animais recebem tratamentos e cuidados de acompanhamento atempados. A utilização de clínicas digitais também ajuda a atenuar a escassez de profissionais veterinários nas zonas rurais. Os veterinários podem alargar os seus serviços a um maior número de clientes à distância, oferecendo conhecimentos especializados que, de outra forma, poderiam não estar disponíveis localmente. Nos casos em que são necessários cuidados especializados, as clínicas digitais podem facilitar as consultas com especialistas, assegurando que os animais de estimação nas zonas rurais recebem cuidados de elevada qualidade que, de outra forma, poderiam estar fora do seu alcance. Em geral, as soluções de clínicas digitais estão a tornar os cuidados veterinários mais acessíveis, económicos e eficientes para as comunidades rurais, assegurando que os animais nestas áreas recebem o mesmo nível de cuidados que os animais em locais mais urbanos. Estas tecnologias ajudam a ultrapassar barreiras geográficas, melhoram a qualidade de vida dos animais de estimação e apoiam os veterinários na prestação de cuidados abrangentes sem os constrangimentos da proximidade física.

6. INVESTIGAÇÃO AVANÇADA EM GENÉTICA E BIOTECNOLOGIA

A investigação avançada em genética e biotecnologia teve um impacto significativo na medicina veterinária, permitindo abordagens mais precisas e eficazes para diagnosticar, tratar e prevenir doenças em animais. Através da aplicação de métodos genéticos e biotecnológicos, os veterinários podem obter conhecimentos mais profundos sobre as causas subjacentes às doenças genéticas, melhorar as práticas de reprodução e desenvolver terapias inovadoras para uma vasta gama de doenças. Isto levou a uma melhor compreensão das doenças hereditárias, permitindo a deteção precoce e o tratamento direcionado. Por exemplo, os testes genéticos podem identificar predisposições para doenças como a displasia da anca nos cães ou doenças cardíacas hereditárias nos gatos, permitindo uma intervenção precoce e uma melhor gestão destas doenças. Além disso, a genómica pode ajudar a criar modelos de doenças mais precisos, que são cruciais para o desenvolvimento de novos tratamentos e estratégias preventivas. Nas práticas de reprodução, a investigação genética levou ao desenvolvimento de ferramentas para selecionar animais com caraterísticas desejáveis, tais como maior resistência a doenças, melhores taxas de crescimento ou produção mais eficiente. Isto é particularmente benéfico em ambientes agrícolas, onde a seleção genética pode melhorar a saúde, a produtividade e a sustentabilidade do gado. As técnicas de engenharia genética, como a edição de genes, também podem ser utilizadas para corrigir defeitos genéticos nos animais, evitando potencialmente a transmissão de doenças hereditárias às gerações futuras

A biotecnologia desempenha um papel fundamental na produção de vacinas, proteínas terapêuticas e outros tratamentos. Por exemplo, a tecnologia de ADN recombinante é utilizada para criar vacinas que são mais seguras e eficazes para os animais. As inovações biotecnológicas estão também a ser exploradas para desenvolver técnicas de medicina regenerativa, como a terapia com células estaminais, que podem promover a cura e a regeneração de tecidos em animais que sofrem de lesões nas articulações, lesões na espinal medula ou doenças degenerativas. Ao modificar diretamente o ADN de um animal, os investigadores pretendem corrigir ou substituir genes defeituosos que causam doenças. Esta abordagem é promissora para o tratamento de uma série de doenças hereditárias que, no passado, eram consideradas intratáveis. Além disso, a descoberta de biomarcadores através da investigação genética melhorou a capacidade de diagnosticar doenças precocemente, monitorizar a eficácia do tratamento e prever a progressão da doença, o que é crucial para melhorar os resultados dos doentes. A investigação avançada em genética e biotecnologia também apoia a medicina personalizada para animais. Ao compreender a predisposição genética de um animal, os veterinários podem adaptar os tratamentos às necessidades específicas do indivíduo, garantindo terapias mais eficazes e menos invasivas. Esta abordagem é particularmente relevante em oncologia, onde os tratamentos podem ser personalizados com base no perfil genético do animal e do seu cancro.

Em geral, a integração da genética e da biotecnologia na medicina veterinária está a transformar o campo, oferecendo ferramentas de diagnóstico mais precisas, terapias direcionadas e avanços na prevenção de doenças. À medida que a investigação nestas áreas continua a , tem o potencial de revolucionar a forma como os veterinários abordam a saúde animal, melhorando a vida dos animais e a eficiência dos cuidados veterinários.

6.1. Utilização de algoritmos genéticos na criação de animais

A utilização de algoritmos genéticos na criação de animais representa uma aplicação poderosa de técnicas computacionais para otimizar os programas de criação e melhorar as caraterísticas genéticas dos animais. Os algoritmos genéticos são um tipo de algoritmo de otimização inspirado no processo de seleção natural, que imita a forma como a evolução ocorre na natureza. Ao aplicar este conceito à criação de animais, estes algoritmos podem ajudar a tomar decisões mais informadas sobre a seleção de animais para reprodução com base em caraterísticas desejadas, como a resistência a doenças, a produtividade ou as caraterísticas físicas.

No melhoramento animal, os algoritmos genéticos funcionam criando uma população de potenciais combinações genéticas (representadas como "cromossomas") e avaliando a sua aptidão com base em determinados critérios ou caraterísticas. Estas caraterísticas podem ser qualquer coisa, desde a taxa de crescimento e produção de leite no gado até caraterísticas específicas de saúde em animais de companhia. O algoritmo utiliza então um processo de seleção, cruzamento e mutação para simular a evolução destas caraterísticas ao longo das gerações, com o objetivo de melhorar a população em geral.

A principal vantagem da utilização de algoritmos genéticos na reprodução é a sua capacidade de lidar com caraterísticas complexas e multifactoriais que envolvem vários genes, que os métodos tradicionais de reprodução podem ter dificuldade em otimizar. Estes algoritmos podem processar grandes conjuntos de dados de informação genética, permitindo aos criadores prever os resultados genéticos de pares específicos de forma mais precisa e eficiente. Ao avaliar o potencial genético tanto dos pais como da descendência, os criadores podem selecionar pares de acasalamento que maximizem as hipóteses de obter as caraterísticas desejadas, minimizando os riscos de doenças genéticas ou caraterísticas indesejáveis. Além disso, os algoritmos genéticos permitem a otimização da heterose ou do vigor híbrido, onde o cruzamento de animais com diferentes antecedentes genéticos pode resultar em descendentes que apresentam caraterísticas superiores às dos seus progenitores. Isto pode conduzir a animais mais resistentes, com melhores resultados em termos de saúde, maior produtividade ou melhor adaptação às condições ambientais.

Ao utilizar algoritmos genéticos, os criadores podem também concentrar-se na redução da consanguinidade e na manutenção da diversidade genética numa população. O algoritmo pode identificar estratégias de reprodução óptimas que previnam os efeitos negativos da consanguinidade, que podem levar à expressão de doenças genéticas recessivas e à redução da vitalidade.

De um modo geral, a utilização de algoritmos genéticos na criação de animais aumenta a precisão e a eficiência dos programas de criação, permitindo acelerar o melhoramento das caraterísticas desejadas, reduzir as perturbações genéticas e contribuir para a saúde e a produtividade globais das populações animais. medida que a investigação genética continua a avançar, é provável que o papel dos algoritmos genéticos na criação de animais se expanda, melhorando ainda mais a sustentabilidade e a qualidade das práticas de criação, tanto na agricultura como nas indústrias de animais de companhia.

6.2. Tecnologias de edição do genoma (CRISPR) e seus efeitos

As tecnologias de edição do genoma, em particular a CRISPR (Clustered Regularly Interspaced Short Palindromic Repeats), revolucionaram o campo da genética ao fornecer um método eficiente e preciso para modificar o ADN de um organismo. Esta tecnologia permite aos cientistas visar genes específicos, editá-los e efetuar modificações que podem ter efeitos profundos nas caraterísticas de um organismo. Na medicina veterinária e na criação de animais, o CRISPR tem um grande potencial para melhorar a saúde dos animais, aumentar a produtividade e tratar doenças genéticas que antes eram difíceis ou impossíveis de tratar.

O CRISPR funciona através da utilização de uma proteína chamada Cas9, que actua como uma tesoura molecular para cortar o ADN num local específico. Uma vez cortado o ADN, este pode ser editado através da adição, eliminação ou alteração do material genético para corrigir mutações ou introduzir caraterísticas desejadas. Este processo é mais rápido, mais preciso e menos dispendioso do que as técnicas tradicionais de edição de genes, o que o torna um fator de mudança em muitos domínios, incluindo a medicina veterinária.

Na criação de animais, o CRISPR tem o potencial de prevenir ou corrigir doenças genéticas, visando os genes responsáveis por condições hereditárias. Por exemplo, certas doenças hereditárias dos animais, como as mutações da miostatina nos bovinos, que afectam o crescimento muscular, ou as doenças genéticas dos cães, que conduzem à cegueira, podem ser corrigidas utilizando a CRISPR. Esta tecnologia também pode ser utilizada para melhorar caraterísticas desejáveis, como a resistência a doenças, o aumento das taxas de crescimento ou a modificação de traços físicos, o que pode levar a animais mais saudáveis e produtivos. Além disso, a edição do genoma pode ajudar a criar animais geneticamente modificados que sejam mais adequados a condições ambientais específicas, melhorando a sua sobrevivência e desempenho em vários sistemas de criação.

Uma das implicações mais significativas do CRISPR na criação de animais é a sua capacidade de reduzir a propagação de doenças genéticas. Ao editar o ADN dos animais antes do nascimento, é possível eliminar mutações genéticas prejudiciais da população, impedindo assim que essas doenças sejam transmitidas às gerações futuras. Isto é particularmente importante para doenças que têm um impacto económico ou de bem-estar significativo, como as que afectam a produtividade do gado ou a saúde dos animais de companhia.

Para além do melhoramento genético, o CRISPR também pode ser utilizado para criar organismos geneticamente modificados (OGM) que proporcionam benefícios específicos tanto para os animais como para os seres humanos. Por exemplo, na aquacultura, o CRISPR tem sido utilizado para desenvolver peixes que crescem mais depressa ou são mais resistentes a doenças, o que pode aumentar a eficiência da produção alimentar. Do mesmo modo, o CRISPR pode ser utilizado para criar animais geneticamente modificados que produzam menos resíduos ambientais ou que tenham melhores rácios de conversão alimentar, tornando a criação de animais mais sustentável.

Embora os potenciais benefícios do CRISPR sejam imensos, existem preocupações éticas e regulamentares relativamente à sua utilização em animais. As questões relacionadas com o bem-estar dos animais, as consequências não intencionais das modificações genéticas e as preocupações com os efeitos a longo prazo nos ecossistemas devem ser cuidadosamente consideradas. Para além disso, há um debate sobre se os animais geneticamente modificados devem ser considerados "naturais" e as implicações da introdução desses animais no abastecimento alimentar. Apesar destas preocupações, o CRISPR representa uma tecnologia transformadora na medicina veterinária e na criação de animais. À medida que a investigação avança, a capacidade de editar genomas animais continuará provavelmente a crescer, oferecendo novas oportunidades para melhorar a saúde animal, melhorar a segurança alimentar e abordar doenças genéticas difíceis. No entanto, a sua aplicação exigirá uma supervisão cuidadosa e uma consideração ética para garantir que beneficia tanto os animais como a sociedade de forma responsável e sustentável.

6.3. Diagnósticos apoiados em laboratório com biossensores inteligentes

Os diagnósticos apoiados em laboratório com biossensores inteligentes representam um avanço significativo na medicina veterinária, permitindo procedimentos de diagnóstico mais rápidos, mais precisos e menos invasivos. Estes biossensores são dispositivos altamente sensíveis capazes de detetar marcadores biológicos específicos, agentes patogénicos ou condições fisiológicas em animais através da interação direta com amostras biológicas como sangue, saliva, urina ou pele. Integram técnicas laboratoriais tradicionais com tecnologia digital moderna, aumentando a velocidade e a eficiência dos diagnósticos e fornecendo resultados em tempo real. Os biossensores inteligentes funcionam através da deteção de alterações a nível molecular ou celular, como a presença de marcadores de doenças, enzimas específicas ou respostas imunitárias. Por exemplo, um biossensor pode ser utilizado para monitorizar os níveis de glucose em animais diabéticos, detetar sinais precoces de infecções ou avaliar o funcionamento de órgãos através da medição de biomarcadores no sangue. A informação recolhida por estes sensores é normalmente transmitida para um computador ou dispositivo móvel para análise, permitindo aos veterinários tomar decisões atempadas relativamente ao tratamento.

Uma das principais vantagens dos biossensores inteligentes é a sua capacidade de permitir testes no local de tratamento, o que permite aos profissionais veterinários efetuar testes de diagnóstico rapidamente na clínica ou mesmo em casa do animal. Isto é especialmente benéfico para animais que são difíceis de transportar, tais como gado em áreas remotas ou animais de estimação exóticos. A capacidade de efetuar diagnósticos rápidos também reduz o tempo de espera pelos resultados, ajudando a acelerar as decisões de tratamento e a melhorar os resultados dos pacientes. Além disso, os biossensores inteligentes podem ser integrados em sistemas de monitorização remota, permitindo a monitorização contínua do estado de saúde de um animal. Isto é particularmente útil na gestão de doenças crónicas ou na recuperação pós-cirúrgica, em que é necessária uma

observação constante. Por , um biossensor vestível pode monitorizar sinais vitais como o ritmo cardíaco, o ritmo respiratório e a temperatura corporal em tempo real, alertando os veterinários para quaisquer alterações anormais que possam indicar um problema de saúde.
Estes dispositivos também têm o potencial de reduzir a necessidade de procedimentos invasivos, permitindo métodos de amostragem não invasivos. Em vez de realizar biópsias ou recolher várias amostras de sangue, os veterinários podem utilizar biossensores para recolher dados a partir de uma única amostra, minimamente invasiva, reduzindo o stress e o desconforto do animal. Isto é particularmente valioso no tratamento de pequenos animais, onde a recolha frequente de sangue pode ser um desafio. Além disso, os dados recolhidos pelos biossensores inteligentes podem ser analisados utilizando algoritmos avançados e inteligência artificial para fornecer previsões mais precisas da progressão da doença ou das respostas ao tratamento. Isto pode ajudar os veterinários a tomar decisões mais informadas, personalizar os planos de tratamento e antecipar complicações antes que se tornem críticas. Em resumo, os diagnósticos apoiados em laboratório com biossensores inteligentes melhoram a precisão, a velocidade e a acessibilidade dos diagnósticos veterinários. Ao integrar os biossensores na prática clínica, os veterinários podem melhorar a deteção precoce de doenças, otimizar o tratamento e prestar melhores cuidados aos animais numa variedade de contextos, desde os check-ups de rotina aos cuidados críticos. À medida que a tecnologia continua a evoluir, espera-se que a utilização de biossensores inteligentes na medicina veterinária se expanda, oferecendo soluções ainda mais inovadoras para o diagnóstico e gestão da saúde animal.

7. INTELIGÊNCIA ARTIFICIAL NOS PROCESSOS DE DESENVOLVIMENTO DE MEDICAMENTOS VETERINÁRIOS

A inteligência artificial (IA) começou a desempenhar um papel transformador no desenvolvimento de medicamentos veterinários, oferecendo novas oportunidades para acelerar a criação de medicamentos mais eficazes, mais seguros e direcionados para os animais. As tecnologias de IA, incluindo a aprendizagem automática, a aprendizagem profunda e o processamento de linguagem natural, são utilizadas para analisar grandes quantidades de dados, prever resultados e otimizar várias fases do processo de desenvolvimento de medicamentos, desde a descoberta até aos ensaios clínicos.

Uma das principais formas em que a IA está a revolucionar o desenvolvimento de medicamentos veterinários é através da descoberta de medicamentos. Tradicionalmente, a descoberta de novos medicamentos pode levar anos, envolvendo a análise de milhares de compostos para verificar a sua eficácia. No entanto, a IA pode analisar conjuntos de dados maciços muito mais rapidamente e com maior precisão, identificando potenciais candidatos a medicamentos com base em padrões nos dados que podem ser difíceis de detetar pelos humanos. Os algoritmos de aprendizagem automática podem ser treinados com base em dados moleculares, bibliotecas de medicamentos existentes e biomarcadores de doenças específicas para prever quais os compostos com maior probabilidade de serem eficazes contra uma determinada doença ou patologia em animais. Isto acelera as fases iniciais do desenvolvimento de medicamentos e reduz o leque de potenciais medicamentos, poupando tempo e recursos.

A IA também contribui para os ensaios pré-clínicos, simulando o dos medicamentos no organismo. Ao utilizar modelos computacionais, a IA pode prever a forma como um medicamento será absorvido, metabolizado e excretado pelos animais, bem como a sua potencial toxicidade ou efeitos secundários. Este teste virtual reduz a necessidade de testes extensivos em animais, tornando o processo mais ético e eficiente. Os modelos baseados em IA também podem fornecer informações sobre a eficácia dos medicamentos, oferecendo previsões sobre a forma como um medicamento irá interagir com agentes patogénicos ou sistemas animais específicos, acelerando, em última análise, a progressão para ensaios clínicos.

Nos ensaios clínicos, a IA desempenha um papel na otimização da conceção dos ensaios e na seleção dos doentes. A IA pode analisar os dados dos doentes para identificar os candidatos mais adequados para os ensaios clínicos, garantindo que os animais selecionados têm maior probabilidade de beneficiar do tratamento e reduzindo o risco de insucesso nos ensaios. Além disso, a IA pode ser utilizada para monitorizar o progresso dos ensaios, acompanhar os resultados e prever potenciais reacções adversas em tempo real, permitindo aos investigadores fazer ajustes baseados em dados ao longo do processo de ensaio. Isto ajuda a garantir que os medicamentos são testados de forma mais eficiente e segura. A vigilância pós-comercialização é outra área em que a IA está a ter um impacto significativo. Depois de um medicamento veterinário ser aprovado e libertado, as ferramentas de IA podem continuar a monitorizar a sua eficácia e segurança através da análise de dados do mundo real, tais como registos de saúde electrónicos, relatórios de clínicas veterinárias e publicações nas redes sociais. Os algoritmos de IA podem detetar padrões e sinalizar quaisquer problemas potenciais com o medicamento, como efeitos secundários imprevistos, que podem levar a acções regulamentares ou estudos adicionais. Este ciclo de feedback contínuo ajuda a melhorar a segurança e a eficácia globais dos medicamentos veterinários. A IA também ajuda na medicina personalizada, adaptando as terapias medicamentosas a cada animal. Ao analisar dados genéticos, ambientais e de saúde, a IA pode ajudar a criar planos de tratamento personalizados com maior probabilidade de resultar em animais específicos, tendo em conta factores como a raça, a idade e as condições pré-existentes. Esta abordagem de medicina de precisão garante que os animais recebem os tratamentos mais eficazes e seguros disponíveis. Em resumo, a inteligência artificial está a melhorar o processo de desenvolvimento de medicamentos veterinários, acelerando a descoberta de medicamentos, melhorando os testes pré-clínicos, optimizando os ensaios clínicos, permitindo a vigilância pós-comercialização e apoiando tratamentos personalizados. À medida que as tecnologias de IA continuam a evoluir, espera-se que a sua aplicação na medicina veterinária aumente, conduzindo a processos de desenvolvimento de medicamentos mais inovadores e eficientes, a um melhor tratamento dos animais e à criação de medicamentos mais direcionados para as necessidades específicas das diferentes espécies.

7.1. Aplicações da inteligência artificial na investigação e desenvolvimento farmacêuticos

A inteligência artificial (IA) tornou-se uma ferramenta indispensável na investigação e desenvolvimento (I&D) farmacêutico, revolucionando a forma como os novos medicamentos são descobertos, desenvolvidos e colocados no mercado. As aplicações de IA na I&D farmacêutica simplificam o processo, reduzem os custos e melhoram a precisão das previsões, acelerando, em última análise, o tempo necessário para que os medicamentos que salvam vidas cheguem aos doentes. Na descoberta de medicamentos, a IA desempenha um papel fundamental na análise de grandes quantidades de dados biológicos e químicos para identificar potenciais candidatos a medicamentos. Os métodos tradicionais de descoberta de medicamentos são morosos e trabalhosos, envolvendo muitas vezes o rastreio de milhares de compostos para encontrar os mais eficazes. Os algoritmos de IA, em particular os modelos de aprendizagem automática e de aprendizagem profunda, podem analisar rapidamente grandes conjuntos de dados de genómica, proteómica e biologia molecular para prever a forma como diferentes compostos irão interagir com alvos biológicos, acelerando a identificação de candidatos promissores. Estes algoritmos também podem identificar oportunidades de reorientação de medicamentos anteriormente negligenciadas, em que se descobre que os medicamentos existentes têm efeitos potenciais em novas doenças. A IA também melhora os testes pré-clínicos ao simular o comportamento dos medicamentos no corpo humano. Ao criar modelos computacionais de interações moleculares, a IA pode prever a forma como os medicamentos serão absorvidos, metabolizados e excretados. Isto não só melhora a exatidão das previsões, como também reduz a necessidade de testes em animais, conduzindo a uma abordagem mais ética e rentável do desenvolvimento de medicamentos. A IA também pode prever potenciais efeitos secundários e toxicidades através da análise de padrões em dados de estudos anteriores, fornecendo avisos precoces de quaisquer efeitos nocivos antes do início dos ensaios clínicos.

Na fase dos ensaios clínicos, a IA optimiza a conceção dos ensaios e a seleção dos doentes. Ao analisar os dados clínicos, a IA pode identificar os candidatos ideais para os ensaios, assegurando que são selecionados os doentes com os perfis genéticos ou condições de doença mais adequados. Isto aumenta a probabilidade de sucesso ao visar os que têm maior probabilidade de responder ao medicamento. A IA também ajuda a monitorizar os ensaios em tempo real, acompanhando os dados dos doentes e os resultados para detetar precocemente quaisquer problemas. Isto permite aos investigadores fazer os ajustes necessários ao protocolo do ensaio, reduzindo o risco de fracasso e melhorando a eficiência do processo de ensaio. A IA também pode ajudar a identificar biomarcadores que podem ser utilizados para a estratificação dos doentes, melhorando a precisão dos ensaios clínicos e aumentando as hipóteses de sucesso. Além disso, a IA é fundamental na análise e interpretação de dados. Na I&D farmacêutica, os investigadores geram grandes quantidades de dados que podem ser difíceis de processar e analisar manualmente. A IA pode tratar dados em grande escala de ensaios clínicos, experiências laboratoriais e registos de pacientes, fornecendo informações que, de outra forma, poderiam ser ignoradas. Através de técnicas estatísticas avançadas, a IA pode descobrir padrões ocultos, correlações e tendências nos dados, orientando os investigadores para estratégias de desenvolvimento de medicamentos mais eficazes. A IA está também a transformar o processo de fabrico de medicamentos. Ao aplicar algoritmos preditivos aos processos de produção, a IA pode otimizar as formulações, o escalonamento e a consistência da produção de medicamentos. Pode também melhorar os processos de controlo de qualidade através da deteção de defeitos no processo de fabrico, garantindo que os medicamentos cumprem as normas necessárias antes de chegarem ao mercado.

Por último, a IA desempenha um papel na vigilância pós-comercialização de produtos farmacêuticos. Depois de um medicamento ser lançado, a IA pode analisar dados de várias fontes, incluindo registos de cuidados de saúde e feedback dos doentes, para detetar quaisquer reacções adversas ou efeitos secundários a longo prazo. Isto permite que as empresas farmacêuticas respondam rapidamente a potenciais preocupações de segurança, melhorando o perfil de segurança dos medicamentos em ambientes reais. Em resumo, a inteligência artificial está a transformar a investigação e o desenvolvimento farmacêuticos, acelerando a descoberta de medicamentos, melhorando os ensaios pré-clínicos e clínicos, optimizando a conceção dos ensaios, melhorando a análise dos dados e apoiando a vigilância pós-comercialização. À medida que as tecnologias de IA continuam a evoluir, prometem tornar o processo de I&D farmacêutico mais eficiente, económico e preciso, conduzindo, em última análise, a medicamentos melhores e mais seguros para os doentes de todo o mundo.

7.2. Análise rápida de dados em ensaios clínicos

A análise rápida de dados em ensaios clínicos é um componente cada vez mais vital para acelerar o processo de desenvolvimento de medicamentos. Os ensaios clínicos tradicionais podem ser lentos e exigir muitos recursos, levando muitas vezes anos a recolher e analisar os dados necessários antes de determinar se um tratamento é eficaz. No entanto, com o advento de tecnologias avançadas como a inteligência artificial (IA) e a aprendizagem automática (ML), o ritmo da análise de dados melhorou significativamente, permitindo aos investigadores obter informações mais rapidamente, tomar decisões mais informadas e otimizar os resultados dos ensaios em tempo real. Os algoritmos de IA e ML podem processar grandes quantidades de dados de ensaios clínicos quase instantaneamente, identificando padrões, tendências e correlações que os investigadores humanos podem demorar muito mais tempo a descobrir. Ao analisar continuamente os dados recebidos, estas ferramentas podem fornecer informações em tempo real sobre a segurança e a eficácia de um tratamento, permitindo que os investigadores façam ajustes atempados aos protocolos dos ensaios ou modifiquem os regimes de tratamento com base em indicações precoces. Esta análise rápida ajuda a identificar mais rapidamente tanto os resultados positivos como os potenciais acontecimentos adversos, garantindo a segurança dos doentes e, ao mesmo tempo, aumentando a eficiência do ensaio. Além disso, a análise de dados baseada em IA pode prever os resultados dos ensaios clínicos com base em dados históricos, o que ajuda a identificar as intervenções mais promissoras ou as populações de doentes com maior probabilidade de responder a um tratamento. Isto pode conduzir a ensaios mais direcionados e eficientes, reduzindo o número de participantes necessários e garantindo, ao mesmo tempo, que os resultados são estatisticamente significativos. Ao aplicar a análise preditiva, a IA também pode ajudar a detetar precocemente potenciais problemas, como efeitos secundários ou fraca eficácia do tratamento, permitindo que os gestores dos ensaios intervenham antes que surjam problemas significativos. Além disso, as tecnologias de IA podem ajudar a monitorizar os dados dos doentes em tempo real, fornecendo feedback imediato sobre o progresso do ensaio. Isto é particularmente valioso nos ensaios clínicos adaptativos, em que podem ser feitas modificações durante o estudo com base em resultados intermédios. Por exemplo, as ferramentas de IA podem analisar os sinais vitais dos doentes, os biomarcadores ou outros dados clínicos para identificar alterações que possam sugerir que o tratamento está a funcionar ou a ter efeitos secundários indesejados. Esta monitorização contínua permite decisões mais rápidas, reduzindo a duração dos ensaios e acelerando o tempo necessário para que os tratamentos eficazes cheguem ao mercado. A capacidade de automatizar a limpeza e validação de dados é outra vantagem da análise rápida em ensaios clínicos. Os algoritmos de IA podem assinalar inconsistências ou erros nos dados, garantindo que os resultados finais são fiáveis e precisos. Esta automatização reduz significativamente o tempo e o trabalho humano envolvidos no processo, muitas vezes moroso, de limpeza dos dados dos ensaios, melhorando a eficiência e a qualidade da análise dos dados.

Em suma, a análise rápida de dados em ensaios clínicos, com recurso à IA e à aprendizagem automática, melhora a eficiência, a velocidade e a precisão do processo de ensaio. Ao fornecer informações em tempo real, prever resultados, identificar padrões e automatizar a validação de dados, a IA acelera o cronograma de desenvolvimento de medicamentos e ajuda a colocar novos tratamentos no mercado mais rapidamente. Este avanço tecnológico não só melhora o processo de ensaio, como também garante que os tratamentos são seguros, eficazes e adaptados às necessidades dos doentes.

7.3. Métodos de tratamento inovadores no domínio da saúde animal

Os métodos de tratamento inovadores no domínio da saúde animal estão a remodelar o panorama dos cuidados veterinários, proporcionando formas novas e mais eficazes de tratar uma vasta gama de patologias, desde doenças genéticas a lesões e infecções. Estes métodos incorporam tecnologias de ponta e conhecimentos científicos avançados, melhorando significativamente a qualidade de vida dos animais. Um dos avanços mais notáveis dos últimos anos é a terapia genética, que oferece uma potencial cura para doenças genéticas que anteriormente não podiam ser tratadas. A terapia genética envolve a alteração do material genético de um animal para corrigir ou substituir genes defeituosos, proporcionando soluções a longo prazo para doenças como a cegueira hereditária em cães e a distrofia muscular em cavalos. A terapia com células estaminais é outra inovação significativa que transformou a forma como os veterinários tratam lesões músculo-esqueléticas e doenças crónicas. Ao utilizar as células estaminais do próprio animal, esta terapia promove a cura e a regeneração de tecidos danificados, como ligamentos, tendões e cartilagem. As células estaminais podem ser colhidas e reintroduzidas na área afetada, onde ajudam a reparar e regenerar os tecidos, reduzindo a dor e melhorando a mobilidade. A medicina regenerativa, incluindo terapias como a terapia com plasma rico em plaquetas (PRP), também está a ganhar terreno na saúde animal. A terapia PRP envolve a concentração de plaquetas do sangue do animal e a sua reintrodução nos tecidos danificados para estimular a cicatrização. Este método tem sido especialmente eficaz para problemas nas articulações e lesões nos tendões, ajudando os animais a recuperar mais rapidamente e a sentir menos desconforto. No domínio da imunoterapia, estão a ser desenvolvidos tratamentos como os anticorpos monoclonais para combater agentes causadores de doenças específicas ou células imunitárias com mau funcionamento. Estas terapias, que têm sido amplamente utilizadas na medicina humana, estão agora a ser adaptadas para utilização em animais, particularmente no tratamento de cancros e doenças infecciosas, como o vírus da leucemia felina (FeLV) nos gatos. Técnicas como a laparoscopia utilizam pequenas incisões e instrumentos especializados, reduzindo o trauma no corpo do animal, acelerando o tempo de recuperação e diminuindo o risco de complicações. Isto é especialmente benéfico para cirurgias delicadas e procedimentos que exigem alta precisão. A cirurgia assistida por robô é outra abordagem inovadora que aumenta a precisão e a eficiência das cirurgias veterinárias. Estes sistemas robóticos ajudam os cirurgiões a realizar procedimentos complexos com maior exatidão, o que é particularmente útil em intervenções ortopédicas e neurocirúrgicas. Esta tecnologia minimiza o erro humano e ajuda a melhorar os resultados cirúrgicos.

A nanotecnologia é um domínio promissor na medicina veterinária, especialmente no que respeita à administração de medicamentos. As nanopartículas podem ser concebidas para administrar medicamentos diretamente em áreas específicas do corpo, aumentando a eficácia dos tratamentos e minimizando os efeitos secundários. Esta tecnologia está a ser explorada em áreas como o tratamento do cancro, em que os fármacos podem ser dirigidos diretamente para os locais dos tumores.

O aumento da telemedicina e dos sistemas de monitorização remota tornou possível aos veterinários monitorizar os animais em tempo real, especialmente em áreas remotas ou mal servidas. Os dispositivos portáteis podem monitorizar sinais vitais, níveis de atividade e outros parâmetros de saúde, permitindo cuidados contínuos e intervenções imediatas quando necessário. Isto é especialmente benéfico para a gestão de gado, onde a monitorização contínua da saúde é fundamental para a prevenção de doenças.

A inteligência artificial (IA) e a aprendizagem automática estão a transformar as capacidades de diagnóstico em medicina veterinária. As ferramentas alimentadas por IA podem analisar imagens médicas como radiografias, tomografias computorizadas e ressonâncias magnéticas para detetar doenças como tumores, doenças neurológicas ou fracturas, muitas vezes em fases mais precoces do que métodos tradicionais. Isto conduz a diagnósticos mais rápidos e a tratamentos mais eficazes.

A farmacogenómica, o estudo da forma como a composição genética de um animal afecta a sua resposta aos medicamentos, permite aos veterinários adaptar os tratamentos a cada animal. Ao compreender a forma como animais específicos processam os medicamentos, podem ser desenvolvidos planos de tratamento mais personalizados e eficazes, reduzindo o risco de efeitos secundários e melhorando os resultados terapêuticos. Estes métodos de tratamento inovadores na área da saúde animal estão a criar novas possibilidades de cuidados mais eficientes, menos invasivos e mais eficazes. Com os avanços contínuos na tecnologia e na compreensão científica, espera-se que estes tratamentos revolucionem ainda mais a medicina veterinária, proporcionando melhores resultados de saúde para os animais e melhorando a sua qualidade de vida.

8. IMPLICAÇÕES ÉTICAS, JURÍDICAS E SOCIAIS

As implicações éticas, legais e sociais dos tratamentos inovadores na saúde animal são uma consideração importante à medida que as novas tecnologias e metodologias continuam a remodelar os cuidados veterinários. À medida que adoptamos avanços de ponta, como a terapia genética, os tratamentos com células estaminais e os diagnósticos baseados em IA, torna-se crucial examinar as consequências mais amplas que estas inovações podem ter tanto nos animais tratados como na sociedade em geral. As preocupações éticas no domínio da saúde animal centram-se principalmente no bem-estar e nos direitos dos animais. Com o surgimento de tecnologias de edição de genes como a CRISPR, surgem questões sobre o potencial de alteração do código genético de um animal. Embora esses tratamentos possam oferecer esperança para a cura de doenças genéticas, também levantam preocupações sobre os efeitos a longo prazo e se é ético modificar os animais a nível genético. Por exemplo, a alteração da composição genética de um animal pode ter consequências indesejadas, como a criação de novas doenças ou alterações no comportamento do animal, comprometendo potencialmente o seu bem-estar. Do mesmo modo, as terapias regenerativas, incluindo as técnicas de engenharia de células estaminais e de tecidos, podem levantar questões sobre a necessidade de fazer experiências em animais para fins terapêuticos. Estas questões éticas enfatizam a necessidade de diretrizes rigorosas para garantir que os benefícios superam os riscos potenciais e que o bem-estar dos animais é sempre prioritário. As implicações legais na medicina veterinária cruzam-se frequentemente com questões éticas, particularmente quando os novos tratamentos e tecnologias ultrapassam os regulamentos existentes. A utilização de organismos geneticamente modificados (OGM) ou a terapia genética em animais, por exemplo, pode estar sujeita a leis complexas relativas à biotecnologia e às modificações genéticas. O panorama jurídico está em constante evolução e a falta de regulamentação abrangente pode levar à incerteza sobre a forma como os tratamentos emergentes devem ser tratados. Além disso, os processos de aprovação de novos tratamentos podem variar consoante o país ou a região, o que pode criar desafios para garantir que as inovações são seguras e eficazes antes de chegarem ao mercado. Os quadros jurídicos devem ser desenvolvidos e adaptados para acomodar estas inovações, equilibrando o progresso na saúde animal com salvaguardas para proteger tanto os animais como os seres humanos. A nível social, a aplicação de tratamentos veterinários avançados pode ter implicações significativas para a sociedade. Uma questão fundamental é a acessibilidade destas tecnologias. Embora os tratamentos de ponta possam salvar a vida de alguns animais, são frequentemente dispendiosos e podem estar disponíveis apenas para um número restrito de pessoas. Isto pode exacerbar as disparidades existentes nos cuidados de saúde animal, particularmente para os donos de animais em comunidades com baixos rendimentos ou em zonas rurais, onde o acesso a cuidados veterinários de alta qualidade pode já ser limitado. Além disso, à medida que os tratamentos se tornam mais avançados, pode haver preocupações quanto à sua disponibilidade e utilização em animais de produção alimentar, como o gado. A utilização da medicina regenerativa ou de modificações genéticas em animais de criação pode levantar questões sobre a ética da modificação de animais que são criados para fins alimentares, bem como as implicações mais vastas para a segurança alimentar e a confiança dos consumidores. A aceitação social destas tecnologias é outra consideração importante. À medida que a sociedade se torna mais consciente da engenharia genética e do potencial de alteração dos animais a nível celular, a opinião pública pode ficar dividida. Enquanto alguns podem adotar estas inovações como um meio de melhorar a saúde e o bem-estar dos animais, outros podem vê-las como antinaturais ou pouco éticas. É importante que a comunidade veterinária, os decisores políticos e o público se envolvam em debates abertos sobre estas tecnologias, ponderando os seus potenciais benefícios e riscos. Em última análise, as implicações éticas, legais e sociais dos tratamentos inovadores na saúde animal requerem uma reflexão cuidadosa e uma tomada de decisão responsável. Garantir que estas inovações são utilizadas de forma eticamente correta, em conformidade com a lei e socialmente aceitável é fundamental para o progresso contínuo da medicina veterinária. Isto significa estabelecer diretrizes éticas sólidas, atualizar os enquadramentos legais para acomodar as novas tecnologias e considerar o impacto social mais amplo destes avanços, tanto nos animais como na sociedade humana.

8.1. Limites éticos da inteligência artificial em medicina veterinária

Os limites éticos da inteligência artificial (IA) na medicina veterinária são uma consideração crítica à medida que as tecnologias de IA se tornam cada vez mais integradas neste domínio. Embora a IA tenha o potencial de revolucionar o diagnóstico, o planeamento do tratamento e os cuidados com os animais, a sua utilização deve ser cuidadosamente examinada para garantir que não compromete os padrões éticos e o bem-estar dos animais. Uma das principais preocupações éticas é a questão da responsabilidade pela tomada de decisões.

Embora os sistemas de IA possam ajudar os veterinários no diagnóstico de doenças, na recomendação de tratamentos e na análise de dados médicos, estes sistemas continuam a depender da supervisão humana. A IA não tem capacidade de empatia, julgamento moral e uma compreensão diferenciada das circunstâncias individuais de um animal, que são componentes essenciais dos cuidados veterinários. Confiar demasiado na IA nos processos de tomada de decisão pode minar o elemento humano na prática veterinária, que é necessário para tomar decisões éticas que tenham em conta o bem-estar emocional e psicológico dos animais, bem como o contexto financeiro e social dos seus proprietários. Além disso, a questão da transparência nos algoritmos de IA é crucial. Muitos sistemas de IA funcionam utilizando modelos de aprendizagem automática complexos e muitas vezes opacos que podem ser difíceis de interpretar. Esta natureza de "caixa negra" suscita preocupações quanto à responsabilidade. Se um sistema de IA cometer um erro, como um diagnóstico incorreto de um animal ou a recomendação de um tratamento inadequado, pode ser difícil rastrear o processo de tomada de decisão e compreender por que razão o sistema chegou a essa conclusão. Sem transparência, existe o risco de danos não intencionais para os animais, e os veterinários podem ter dificuldade em justificar ou explicar o raciocínio subjacente às decisões assistidas por IA aos donos dos animais ou às entidades reguladoras.

O preconceito nos sistemas de IA é outra questão ética que não pode ser ignorada. Os algoritmos de IA são treinados com base em grandes conjuntos de dados e, se esses conjuntos de dados não forem suficientemente diversificados ou não representarem um amplo espetro de raças, espécies e condições de saúde dos animais, a IA pode desenvolver preconceitos. Isto pode levar a diagnósticos incorrectos ou a recomendações de tratamento inadequadas para determinados grupos de animais, em especial os que estão sub-representados nos dados. Por exemplo, as ferramentas de IA treinadas principalmente com dados de cães podem não ter um desempenho tão bom quando aplicadas a gatos ou animais exóticos, o que pode levar a disparidades nos cuidados.

A utilização da IA no contexto do bem-estar animal também levanta questões éticas. Embora a IA possa melhorar a eficiência e a precisão dos diagnósticos, existe a preocupação de que a dependência da tecnologia possa levar à desumanização dos cuidados veterinários. A relação entre um veterinário e o animal não se resume ao diagnóstico ou tratamento de doenças físicas, mas também à compreensão das necessidades emocionais e comportamentais do animal. A IA, com a sua falta de inteligência emocional, pode não ser capaz de avaliar completamente o estado emocional de um animal, o que é essencial para tomar decisões éticas relativamente aos seus cuidados.

Outra preocupação é a privacidade dos dados relativos à saúde dos animais. Os sistemas de IA na medicina veterinária baseiam-se em grandes quantidades de dados sensíveis, como historial médico, planos de tratamento e resultados de diagnósticos. medida que estes dados são recolhidos e processados pelos sistemas de IA, surgem questões de segurança e propriedade dos dados. Os donos dos animais podem não estar totalmente cientes da forma como os dados de saúde dos seus animais estão a ser utilizados, partilhados ou armazenados, o que pode levar a violações da privacidade. As preocupações éticas sobre o consentimento informado e a proteção dos dados pessoais e de saúde dos animais devem ser abordadas para garantir que a IA é utilizada de forma responsável e transparente.

Além disso, há a questão do acesso económico aos cuidados veterinários baseados na IA. Embora a IA tenha o potencial de tornar os serviços veterinários mais eficientes e económicos, pode também aumentar o custo dos cuidados se se tornar uma parte central da prática veterinária. O custo da implementação de tecnologias de IA, tais como sistemas avançados de imagiologia ou ferramentas de diagnóstico baseadas em IA, pode torná-las inacessíveis aos proprietários de animais de estimação com rendimentos mais baixos ou aos que vivem em zonas rurais, conduzindo à desigualdade no acesso a cuidados veterinários de qualidade.

Em resumo, embora a IA ofereça um potencial significativo para melhorar a medicina veterinária, os seus limites éticos devem ser cuidadosamente considerados. O papel da IA deve ser complementar, e não substituir, o julgamento do veterinário, assegurando que as decisões sejam tomadas com compaixão, compreensão e foco no bem-estar do animal. A transparência, a responsabilidade, a justiça e o bem-estar dos animais devem ser priorizados para garantir que a IA seja usada eticamente na prática veterinária.

8.2. Regulamentação jurídica das tecnologias digitais

Os regulamentos legais das tecnologias digitais, particularmente na medicina veterinária, são essenciais para garantir a implementação responsável, ética e segura destas inovações. À medida que as tecnologias digitais, como a inteligência artificial (IA), a telemedicina, os dispositivos portáteis e a engenharia genética, continuam a transformar as práticas veterinárias, os enquadramentos legais devem evoluir para enfrentar os desafios que estas tecnologias apresentam.

Uma das principais preocupações é a regulamentação da privacidade e da segurança dos dados. Com a crescente utilização de ferramentas digitais para monitorizar e diagnosticar animais, é gerada uma grande quantidade de dados sensíveis. Estes dados incluem registos de saúde, resultados de diagnósticos e dados comportamentais que, se não forem devidamente protegidos, podem ser vulneráveis a uma utilização indevida ou a um acesso não autorizado. Os regulamentos legais têm de garantir que os dados de saúde animal são armazenados, partilhados e utilizados em conformidade com as leis de privacidade, como o Regulamento Geral de Proteção de Dados (RGPD) na Europa ou leis de proteção de dados semelhantes noutras regiões. Os donos dos animais e os veterinários devem ser informados sobre a forma como os dados são recolhidos, armazenados e processados, e devem ter o direito de consentir ou recusar a utilização dos dados dos seus animais.

A utilização da telemedicina nos cuidados veterinários também apresenta desafios legais, particularmente relacionados com o licenciamento e a jurisdição. Os serviços de tele-veterinária permitem que os veterinários prestem consultas à distância, muitas vezes para além das fronteiras estatais ou nacionais. No entanto, surgem questões legais sobre se os veterinários estão autorizados a prestar serviços a animais fora da sua jurisdição. Muitas regiões têm requisitos de licenciamento específicos para os veterinários, e estas leis podem nem sempre acomodar consultas remotas, criando barreiras aos cuidados transfronteiriços. Os quadros legais devem ser adaptados para permitir a prática legítima da telemedicina, protegendo simultaneamente os interesses do bem-estar animal e da saúde pública. A regulamentação da IA na medicina veterinária é outro domínio que requer atenção. As tecnologias de IA são cada vez mais utilizadas para fins de diagnóstico, planeamento de tratamentos e mesmo cirurgia robótica. No entanto, o sistema jurídico deve abordar questões relacionadas com a responsabilização quando os sistemas de IA cometem erros ou conduzem a resultados adversos. Quem é legalmente responsável se uma ferramenta de IA diagnosticar incorretamente uma doença ou recomendar um tratamento ineficaz? Os quadros regulamentares têm de definir os papéis e as responsabilidades tanto do veterinário como dos criadores de ferramentas de IA, assegurando que existe uma responsabilidade clara em caso de mau funcionamento ou de danos. medida que as empresas de IA e de biotecnologia desenvolvem novas ferramentas de diagnóstico, terapias e dispositivos médicos, a questão do registo de patentes e da proteção destas inovações torna-se cada vez mais importante. As leis e os regulamentos sobre patentes devem equilibrar o incentivo à inovação com a garantia de que as tecnologias veterinárias essenciais permanecem acessíveis e económicas para os profissionais e os donos de animais de estimação. Tecnologias como a CRISPR, que permitem modificações precisas no genoma de um animal, levantam questões jurídicas complexas. Embora estas tecnologias tenham o potencial de curar doenças genéticas ou de melhorar a saúde dos animais, também suscitam preocupações sobre o bem-estar dos animais, a biodiversidade e o potencial de criação de organismos geneticamente modificados (OGM) com consequências indesejadas. Devem existir regulamentos legais que regulem a utilização das técnicas de modificação genética, assegurando que são utilizadas de forma responsável e não representam riscos para o bem-estar dos animais ou para o ambiente. Os regulamentos relativos à cirurgia robótica e às práticas veterinárias assistidas por robôs também exigem uma análise cuidadosa. medida que os sistemas robóticos se tornam mais comuns nos procedimentos cirúrgicos, a legislação deve definir até que ponto estas tecnologias podem ser utilizadas, garantindo que cumprem as normas de segurança e que o veterinário continua a ser responsável pelo procedimento. Devem ser estabelecidas diretrizes para a formação e certificação de profissionais veterinários na utilização destes sistemas, de modo a garantir a utilização adequada das tecnologias robóticas.

Finalmente, à medida que os dispositivos digitais de saúde, incluindo os wearables e os biossensores, se tornam mais prevalecentes nos cuidados veterinários, deve haver regulamentos claros sobre a sua conceção, utilização e eficácia. Estes dispositivos, que podem monitorizar os sinais vitais, a atividade e o estado de saúde de um animal em tempo real, devem estar sujeitos a normas de segurança e precisão para garantir que fornecem dados fiáveis que os veterinários podem utilizar para tomar decisões informadas.

Em conclusão, os regulamentos legais que envolvem as tecnologias digitais na medicina veterinária são complexos e multifacetados. À medida que estas tecnologias continuam a evoluir, os quadros regulamentares têm de se adaptar para abordar as preocupações relacionadas com a privacidade dos dados, os cuidados transfronteiriços, a responsabilidade da IA, a propriedade intelectual, o bem-estar dos animais e as normas de segurança. Os sistemas jurídicos devem permanecer flexíveis e com visão de futuro para acompanhar os avanços tecnológicos, assegurando simultaneamente a proteção dos animais, dos veterinários e do público.

8.3. Opinião e adaptação dos donos de animais de companhia às tecnologias inteligentes

A visão e a adaptação dos donos de animais de estimação às tecnologias inteligentes nos cuidados veterinários é uma área em evolução influenciada por vários factores, incluindo a sensibilização, a confiança, o custo e os benefícios percebidos que estas tecnologias trazem para a saúde e o bem-estar dos seus animais de estimação. À medida que a medicina veterinária adopta avanços como a IA, a telemedicina, os dispositivos portáteis e os sistemas de monitorização da saúde, as reacções dos tutores de animais de companhia a estas inovações variam muito, com alguns a adoptá-las com entusiasmo e outros a permanecerem hesitantes ou cépticos. Um dos principais factores que influenciam a aceitação das tecnologias inteligentes por parte dos donos de animais é a sensibilização e a compreensão. Muitos donos de animais de estimação ainda não estão familiarizados com inovações tecnológicas disponíveis nos cuidados veterinários. À medida que a sensibilização aumenta através de campanhas educativas, meios de comunicação social e recomendações veterinárias, é provável que mais tutores de animais de estimação considerem a adoção destas tecnologias. No entanto, é crucial compreender os benefícios e as limitações reais destas tecnologias para que os tutores se sintam confiantes na sua utilização. Por exemplo, um dono de um animal de estimação pode ter mais probabilidades de adotar dispositivos de monitorização da saúde vestíveis se compreender como estas ferramentas podem melhorar a deteção precoce de problemas de saúde, conduzindo potencialmente a tratamentos mais eficazes.

Outra consideração importante é a confiança. Os donos de animais depositam um elevado nível de confiança nos seus veterinários e, quando estes recomendam ou utilizam tecnologias inteligentes na sua prática, os donos devem sentir-se confiantes na fiabilidade e precisão destas tecnologias. Esta confiança é particularmente crítica quando se trata de diagnósticos e planeamento de tratamentos assistidos por IA. Os donos podem estar preocupados com a capacidade dos sistemas de IA para compreender as nuances do estado do seu animal de estimação ou com a possibilidade de erros nas decisões tomadas por máquinas. Para fomentar a confiança, é essencial uma comunicação clara por parte dos veterinários sobre o papel destas tecnologias no processo de tomada de decisões. Além disso, garantir a transparência na forma como os dados são recolhidos, armazenados e utilizados pode tranquilizar os donos quanto à privacidade e segurança das informações de saúde dos seus animais de estimação.

O custo das tecnologias inteligentes é um fator significativo na sua adoção. Muitas das tecnologias avançadas nos cuidados veterinários, como as ferramentas de diagnóstico baseadas em IA, as cirurgias robóticas e os sistemas de monitorização remota, podem ser dispendiosas. Os donos de animais de estimação podem ter relutância em investir nestas tecnologias se as

considerarem inacessíveis ou desnecessárias para as necessidades dos seus animais. No entanto, à medida que estas tecnologias se tornam mais comuns e os seus benefícios são demonstrados na prática, os custos podem diminuir, tornando-as mais acessíveis. Além disso, alguns donos de animais de estimação podem considerar estas tecnologias como investimentos valiosos na saúde e no bem-estar a longo prazo dos seus animais de estimação, especialmente quando conduzem a diagnósticos mais exactos, a tempos de recuperação mais rápidos ou a uma redução dos custos globais dos cuidados de saúde. A conveniência e a acessibilidade são também factores críticos que influenciam a adoção de tecnologias inteligentes pelos donos de animais. As tecnologias que oferecem consultas remotas, monitorização da saúde ou acesso 24 horas por dia, 7 dias por semana, a aconselhamento veterinário proporcionam uma conveniência acrescida, especialmente para os donos que vivem em zonas rurais ou que têm horários muito ocupados. A telemedicina e as clínicas digitais, por exemplo, oferecem a possibilidade de consultar veterinários sem a necessidade de uma visita física, tornando os cuidados veterinários mais acessíveis e reduzindo os encargos dos donos de animais em termos de tempo e despesas de deslocação.
No entanto, nem todos os donos de animais estão ansiosos por adotar estas tecnologias. Alguns podem estar preocupados com a complexidade da utilização de novos dispositivos ou tecnologias. Os donos de animais mais velhos, em particular, podem achar difícil integrar a tecnologia nas suas rotinas de cuidados se não estiverem familiarizados com o funcionamento destes dispositivos. Por , os donos de animais de estimação podem ter dificuldade em configurar ou interpretar os dados dos dispositivos de monitorização da saúde, o que os deixa frustrados ou relutantes em utilizar estas tecnologias.
Pode também haver uma certa resistência à mudança, particularmente entre os donos de animais que estabeleceram relações de longo prazo com os cuidados veterinários tradicionais. Alguns donos de animais de estimação podem preferir o toque pessoal e o julgamento de um veterinário, em vez de confiarem na tecnologia ou em consultas remotas. Isto é especialmente verdadeiro para aqueles que valorizam a ligação emocional que partilham com os seus animais de estimação e querem garantir que os cuidados do veterinário são holísticos e empáticos, em vez de serem orientados por algoritmos ou máquinas.
De um modo geral, as opiniões dos tutores de animais de estimação e a adaptação às tecnologias inteligentes nos cuidados veterinários continuarão a evoluir à medida que estas inovações se tornam mais integradas na prática diária e os seus benefícios são cada vez mais percebidos. A educação, a comunicação transparente, a confiança nos profissionais veterinários e a melhoria da acessibilidade desempenharão um papel fundamental na promoção da aceitação

e na garantia de que os donos de animais de estimação se sintam confortáveis e confiantes na utilização destas tecnologias para melhorar a saúde e a qualidade de vida dos seus animais de estimação.

9. A MEDICINA VETERINÁRIA NO FUTURO: PARA ALÉM DA TECNOLOGIA

A medicina veterinária no futuro está preparada para ir além da simples integração da tecnologia; envolverá uma transformação abrangente que engloba não só os avanços tecnológicos, mas também uma compreensão mais profunda e uma abordagem mais holística aos cuidados com os animais. Embora inovações como a IA, a robótica e a engenharia genética estejam a impulsionar mudanças significativas neste domínio, o futuro da medicina veterinária também incluirá uma maior ênfase nos cuidados preventivos, nas considerações éticas e na relação contínua entre os animais, os seres humanos e o ambiente. Um dos principais aspectos do futuro da medicina veterinária será a evolução da medicina personalizada para animais. Tal como a medicina humana está a avançar para tratamentos adaptados à composição genética e às necessidades individuais dos doentes, é provável que a medicina veterinária siga o mesmo caminho. Os avanços na genómica e na biotecnologia permitirão que os veterinários ofereçam cuidados altamente personalizados, desde planos de nutrição personalizados a regimes de medicamentos específicos baseados no perfil genético de um animal. Isto aumentará a eficácia dos tratamentos e melhorará os resultados gerais de saúde dos animais.

A prevenção também se tornará um foco central no futuro dos cuidados veterinários. Embora a tecnologia continue a desempenhar um papel fundamental no diagnóstico e tratamento de doenças, haverá uma mudança mais forte no sentido da prevenção de doenças antes que elas ocorram. Isto pode envolver a utilização de sistemas de monitorização contínua da saúde, análises preditivas para identificar riscos e vacinas avançadas ou terapias genéticas que protejam proactivamente os animais do desenvolvimento de determinadas doenças. Além disso, os cuidados veterinários podem incorporar uma abordagem mais holística da saúde animal, considerando factores ambientais, nutrição e bem-estar mental, juntamente com os tratamentos tradicionais de saúde física.

No futuro, os profissionais veterinários adoptarão também uma abordagem mais colaborativa da saúde animal. À medida que os cuidados veterinários se tornam mais especializados com o advento de novas tecnologias e tratamentos, os veterinários irão provavelmente trabalhar em estreita colaboração com uma série de especialistas de áreas como a genética, a bioinformática e o comportamento animal. A colaboração entre os sistemas de cuidados de saúde humanos e veterinários também irá aumentar, especialmente em áreas como as doenças zoonóticas e a terapia assistida por animais, em que a saúde animal tem um impacto direto no bem-estar humano. É provável que se registem mudanças significativas na forma como os cuidados veterinários são prestados. Embora a tecnologia venha a desempenhar um papel importante, o futuro da medicina veterinária incluirá provavelmente uma mistura de abordagens tradicionais e digitais. Por exemplo, a telemedicina e a monitorização remota continuarão a expandir-se, oferecendo mais conveniência e acessibilidade aos donos dos animais. Ao mesmo tempo, os cuidados presenciais continuarão a ser essenciais, com os veterinários a prestarem apoio prático e empático aos animais e aos seus donos. O desafio consistirá em encontrar um equilíbrio entre a tecnologia e o contacto pessoal que define a qualidade dos cuidados veterinários. A ética e o bem-estar dos animais continuarão a estar na vanguarda da evolução da medicina veterinária. À medida que tecnologias como a edição de genes e a IA se tornam mais integradas nas práticas veterinárias, as preocupações éticas sobre o bem-estar animal, a modificação genética e o potencial de exploração terão de ser cuidadosamente consideradas. O futuro irá provavelmente assistir ao desenvolvimento de enquadramentos éticos mais fortes que orientem a utilização responsável da tecnologia nos cuidados veterinários, assegurando que o bem-estar animal é sempre prioritário e que as inovações beneficiam os animais de formas que estão alinhadas com as práticas humanas. Finalmente, a colaboração global e a sustentabilidade serão essenciais à medida que a medicina veterinária enfrenta novos desafios, como as alterações climáticas, os surtos globais de doenças e a crescente procura de produção alimentar. Os veterinários desempenharão cada vez mais um papel na garantia da saúde e da sustentabilidade do gado, da vida selvagem e do ambiente. Para além de cuidar de animais individuais, os profissionais veterinários serão parte integrante da abordagem da saúde dos ecossistemas e da garantia de que os nossos sistemas de produção agrícola e alimentar são resilientes e sustentáveis. Em resumo, o futuro da medicina veterinária não será definido apenas pelos avanços tecnológicos, mas sim por uma abordagem holística e integrada que equilibra a inovação com considerações éticas e dá prioridade ao bem-estar dos animais e do ambiente em geral. O papel dos profissionais veterinários continuará a evoluir, exigindo novas competências, conhecimentos e colaborações, mas o cerne dos cuidados veterinários continuará a centrar-se na saúde, bem-estar e dignidade dos animais.

9.1. Utilização da tecnologia no ensino veterinário

A utilização da tecnologia no ensino veterinário está a transformar rapidamente a forma como os estudantes de veterinária aprendem, tornando o ensino mais interativo, acessível e adaptado às necessidades individuais. À medida que a medicina veterinária continua a avançar, as instituições de ensino estão a integrar uma vasta gama de ferramentas e recursos tecnológicos para melhorar as experiências de aprendizagem, melhorar o desenvolvimento de competências e preparar os estudantes para o cenário complexo e tecnológico dos cuidados veterinários modernos. Estas plataformas permitem aos estudantes aceder a palestras, estudos de caso e módulos interactivos ao seu próprio ritmo, proporcionando flexibilidade na aprendizagem. Isto é especialmente valioso no contexto de horários ocupados e da necessidade crescente de aprendizagem contínua ao longo de uma carreira veterinária. Além disso, as salas de aula virtuais permitem a colaboração entre estudantes, instrutores e até mesmo profissionais de diferentes partes do mundo, promovendo uma comunidade de aprendizagem global.

As tecnologias de simulação também se tornaram parte integrante do ensino veterinário. Atualmente, os estudantes podem participar em cenários realistas, gerados por computador, que reproduzem situações clínicas da vida real. Por exemplo, as ferramentas avançadas de simulação oferecem cirurgias virtuais, desafios de diagnóstico e procedimentos de emergência que ajudam os estudantes a praticar as suas capacidades técnicas e de tomada de decisões num ambiente seguro e controlado. Estas ferramentas são particularmente úteis para procedimentos complexos ou condições raras que podem não ser frequentemente encontradas durante a formação clínica real.

As imagens 3D e a realidade virtual (RV) estão a ser cada vez mais utilizadas para ensinar anatomia, cirurgia e outras competências práticas. A RV permite que os alunos em ambientes detalhados e interactivos, permitindo-lhes explorar a anatomia animal e praticar cirurgias virtualmente. Esta tecnologia não só melhora a compreensão, como também dá aos alunos a oportunidade de repetir procedimentos sem o risco associado a animais vivos. Do mesmo modo, as ferramentas de imagiologia 3D ajudam os estudantes a visualizar estruturas complexas e caraterísticas anatómicas, melhorando a sua capacidade de diagnosticar e tratar animais de forma eficaz.

A utilização da inteligência artificial (IA) e da aprendizagem automática no ensino veterinário também está a tornar-se mais prevalecente. Os sistemas orientados para a IA podem avaliar o progresso dos estudantes em tempo real, fornecendo feedback personalizado e adaptando o currículo ao seu ritmo de aprendizagem. Além disso, as ferramentas de IA podem simular vários cenários de diagnóstico e tratamento, permitindo que os estudantes pratiquem a tomada de decisões e desenvolvam competências de pensamento crítico.

A telemedicina e as tecnologias de aprendizagem à distância estão a mudar a forma como os estudantes de veterinária adquirem experiência clínica. Através de plataformas remotas, os estudantes podem observar e participar em consultas em tempo real, procedimentos de diagnóstico e cirurgias com profissionais veterinários, mesmo à distância. Isto é particularmente valioso nos casos em que os estudantes podem não ter acesso a certos tipos de animais ou procedimentos nas suas áreas locais. Além disso, a capacidade de interagir com especialistas de todo o mundo expande as oportunidades educativas e dá aos estudantes acesso a uma gama mais vasta de práticas e especialidades. A análise de dados e as ferramentas de megadados também estão a tornar-se essenciais no ensino veterinário. Ao analisar grandes conjuntos de dados, os estudantes podem aprender a identificar tendências e padrões na saúde animal, o que lhes permite tomar decisões mais informadas sobre diagnóstico, tratamento e cuidados. Estas ferramentas também estão a ajudar os estudantes a compreender o papel crescente da medicina baseada em provas na prática veterinária, uma vez que podem aceder em tempo real a informação apoiada pela investigação para orientar a sua tomada de decisões clínicas. Além disso, o aumento das aplicações móveis e dos dispositivos portáteis está a melhorar a forma como os estudantes aprendem sobre a saúde e o comportamento dos animais. Estas ferramentas permitem estudantes seguir e monitorizar os sinais vitais, os níveis de atividade e a saúde geral dos animais, proporcionando-lhes uma experiência prática e real na utilização da tecnologia para cuidar dos animais. À medida que os dispositivos portáteis se tornam mais comuns nas práticas veterinárias, espera-se que os estudantes sejam proficientes na utilização destas ferramentas para diagnosticar e tratar os animais de forma eficaz.

Por último, as tecnologias de colaboração estão a promover o trabalho em equipa e a aprendizagem interdisciplinar. Os estudantes de veterinária trabalham cada vez mais com estudantes de outras disciplinas da área da saúde, como a medicina humana, a bioinformática e a saúde pública, em projectos conjuntos e estudos de casos. Esta abordagem colaborativa não só melhora a compreensão dos estudantes sobre a intersecção de diferentes áreas médicas, como também os prepara para a natureza multifacetada da prática veterinária moderna.

Em conclusão, a tecnologia está a revolucionar o ensino veterinário, tornando a aprendizagem mais flexível, interactiva e eficaz. Ao integrar ferramentas como plataformas de aprendizagem virtual, simulações, IA, RV e telemedicina, as escolas de veterinária estão a preparar melhor os estudantes para os desafios e oportunidades do futuro. Estes avanços permitem que os estudantes adquiram experiência prática, melhorem as suas competências e se mantenham actualizados com os mais recentes desenvolvimentos na medicina veterinária, melhorando, em última análise, a qualidade dos cuidados prestados aos animais e fazendo avançar a profissão.

9.2. Tecnologias que nos esperam no futuro: Nanotecnologia, realidade aumentada (RA) e muito mais

O futuro da medicina veterinária reserva possibilidades interessantes com tecnologias emergentes como a nanotecnologia, a realidade aumentada (RA) e outras que irão revolucionar ainda mais a forma como os animais são . Estas inovações prometem melhorar o diagnóstico, os tratamentos e a prática veterinária em geral, conduzindo a cuidados mais eficazes, precisos e personalizados para os animais. A nanotecnologia está pronta para ser um divisor de águas na medicina veterinária, particularmente nas áreas de administração de medicamentos, diagnóstico e tratamento de doenças a nível celular ou molecular. As nanopartículas podem ser projectadas para atingir células, tecidos ou órgãos específicos com elevada precisão, minimizando os efeitos secundários e maximizando a eficácia dos medicamentos. Em oncologia, por exemplo, a nanotecnologia poderá permitir a orientação direta para as células cancerígenas, possibilitando tratamentos mais eficazes com menos danos para os tecidos saudáveis circundantes. Do mesmo modo, as nanopartículas podem ser utilizadas no diagnóstico, oferecendo uma deteção altamente sensível e precoce de doenças através da interação com biomarcadores específicos a nível molecular. Estes avanços têm o potencial de revolucionar a forma como os veterinários abordam as doenças que atualmente são difíceis de diagnosticar ou tratar eficazmente. A realidade aumentada (RA) também desempenhará um papel significativo no futuro dos cuidados veterinários. A tecnologia de RA sobrepõe a informação digital ao mundo físico, permitindo aos profissionais veterinários visualizar estruturas anatómicas, dados dos doentes e outras informações relevantes em tempo real. Na cirurgia, a RA pode fornecer aos cirurgiões orientação em tempo real, ajudando-os a efetuar procedimentos complexos com maior precisão. Por , durante uma cirurgia, a RA pode destacar áreas críticas, como vasos sanguíneos ou órgãos, permitindo ao veterinário evitar potenciais complicações. Além disso, a RA pode ser utilizada para fins educativos, dando a estudantes e profissionais a capacidade de interagir com

modelos 3D de animais, aprender anatomia de forma imersiva e praticar procedimentos virtualmente antes de os aplicar em situações reais. Isto melhoraria tanto o ensino como a aprendizagem, criando profissionais veterinários mais experientes e capazes.
Os órgãos artificiais e a bioimpressão estão no horizonte como tecnologias que podem potencialmente revolucionar os cuidados veterinários. A bioimpressão, o processo de criação de tecidos e órgãos impressos em 3D, promete gerar órgãos ou tecidos de substituição para animais que necessitem de transplantes. Esta tecnologia poderá ajudar a aliviar a escassez de órgãos, reduzir os tempos de espera para transplantes e oferecer alternativas aos tratamentos tradicionais. Na prática veterinária, a bioimpressão poderá ser utilizada para tudo, desde a substituição de órgãos danificados até à reparação de tecidos afectados por traumatismos ou doenças. Esta área de investigação está ainda na sua fase inicial, mas tem um enorme potencial para o futuro da medicina veterinária. Outra área de avanço tecnológico é a inteligência artificial (IA), que já está a ser integrada nas práticas veterinárias, mas o seu papel só irá expandir-se no futuro. As ferramentas orientadas para a IA irão melhorar a precisão do diagnóstico, melhorar a tomada de decisões clínicas e otimizar os planos de tratamento. Por exemplo, a IA poderá ajudar a analisar imagens médicas, como radiografias ou ultra-sons, com maior precisão e rapidez do que os profissionais humanos, reduzindo os erros de diagnóstico e melhorando os resultados para os pacientes. A IA também ajudará a prever surtos de doenças, a analisar dados de saúde animal e a gerir os grandes volumes de dados gerados na prática veterinária moderna. No futuro, as tecnologias avançadas de cirurgia robótica tornar-se-ão mais comuns. Os sistemas robóticos já ajudam nas cirurgias humanas e a sua utilização na medicina veterinária está a expandir-se gradualmente. Estes sistemas robóticos podem oferecer uma maior precisão e controlo, reduzindo o risco de complicações durante cirurgias delicadas. Além disso, a possibilidade de cirurgia à distância pode tornar-se uma realidade, em que cirurgiões experientes podem efetuar procedimentos em animais à distância, guiados por robótica e ferramentas de comunicação avançadas. Isto poderia ser particularmente benéfico para os animais em regiões remotas ou mal servidas, onde o acesso a cuidados especializados é limitado.
Os wearables inteligentes são outra tecnologia que desempenhará um papel cada vez mais significativo nos cuidados veterinários. Estes dispositivos, que podem ser fixados nos animais ou incorporados nos seus corpos, monitorizam métricas de saúde como o ritmo cardíaco, os níveis de atividade, a temperatura e até os níveis de stress. No futuro, os dispositivos portáteis inteligentes poderão ser capazes de prever o aparecimento de doenças ou acompanhar condições crónicas

em tempo real. Os veterinários poderão utilizar estes dados para ajustar os tratamentos, detetar sinais precoces de doença ou monitorizar o progresso da recuperação, conduzindo a cuidados mais proactivos e a melhores resultados de saúde a longo prazo. Com o CRISPR, os veterinários poderão potencialmente corrigir mutações genéticas nos animais antes de estas se transformarem em doenças, oferecendo a possibilidade de prevenir doenças hereditárias. A edição de genes também pode ser utilizada para criar animais com maior resistência a doenças, taxas de crescimento mais rápidas ou melhores caraterísticas de saúde, beneficiando a produção pecuária e os esforços de conservação. No entanto, esta tecnologia levantará questões éticas que terão de ser cuidadosamente consideradas, particularmente no que respeita ao potencial de consequências indesejadas e ao bem-estar dos animais envolvidos. Em conclusão, o futuro da medicina veterinária será moldado por uma convergência de tecnologias avançadas, incluindo a nanotecnologia, a realidade aumentada, a inteligência artificial e outras. Estas inovações permitirão aos veterinários oferecer cuidados mais precisos, eficazes e personalizados, melhorando tanto a qualidade de vida dos animais como a eficiência das práticas veterinárias. À medida que estas tecnologias evoluem, continuarão a alargar os limites do que é possível na saúde animal, criando novas oportunidades e desafios para os profissionais veterinários.

9.3. A importância das tecnologias inteligentes para uma medicina veterinária sustentável

As tecnologias inteligentes estão a tornar-se cada vez mais vitais para a criação de uma medicina veterinária mais sustentável, aumentando a eficiência, reduzindo os resíduos e melhorando o bem-estar dos animais. Estas tecnologias estão a ajudar a abordar vários desafios ambientais, económicos e éticos enfrentados pela profissão veterinária, assegurando que o tratamento dos animais é não só eficaz mas também responsável no contexto de um mundo em mudança. Um dos principais benefícios das tecnologias inteligentes é a sua capacidade de melhorar a gestão de recursos nas práticas veterinárias e na agricultura. Por exemplo, os sistemas baseados na IoT que monitorizam a saúde e o comportamento dos animais de criação em tempo real podem ajudar a otimizar os protocolos de alimentação, reprodução e medicação. Isto reduz a utilização excessiva de recursos como comida, água e medicamentos, ao mesmo tempo que garante que os animais estão a receber a quantidade certa de cuidados com base nas suas necessidades individuais. Ao minimizar o desperdício e melhorar a eficiência, as tecnologias inteligentes contribuem para práticas agrícolas mais sustentáveis, o que é fundamental para enfrentar os desafios globais de segurança alimentar. Além disso, a análise de dados e os sistemas orientados para a IA podem desempenhar um papel crucial na previsão de surtos de doenças e na gestão mais eficaz das populações animais. Ao analisar grandes conjuntos de dados de registos de saúde animal, estas tecnologias podem identificar tendências e sinais de alerta precoce de doenças, permitindo intervenções proactivas que previnem surtos em grande escala. Isto ajuda a reduzir a necessidade de antibióticos e de outros tratamentos que podem contribuir para o desenvolvimento de agentes patogénicos resistentes aos medicamentos, assegurando uma utilização mais sustentável e responsável dos produtos farmacêuticos. As tecnologias inteligentes estão também a melhorar o bem-estar dos animais, que é um elemento fundamental da sustentabilidade na medicina veterinária. Os dispositivos vestíveis, os colares inteligentes e os sistemas de monitorização da saúde permitem uma monitorização contínua e em tempo real da saúde e do comportamento dos animais, ajudando a identificar sinais precoces de sofrimento, doença ou lesão. Isto permite que os veterinários intervenham mais cedo, prevenindo problemas de saúde mais graves e reduzindo a necessidade de tratamentos invasivos. Além disso, estas tecnologias podem ser utilizadas para monitorizar as condições ambientais, tais como a temperatura e a humidade, assegurando que os animais vivem em ambientes seguros e confortáveis, o que é crucial para o seu bem-estar. Outra área em que as tecnologias inteligentes estão a promover a sustentabilidade é a eficiência energética e a redução de resíduos nas práticas veterinárias. Os sistemas automatizados para a gestão do inventário e o controlo da cadeia de fornecimento podem ajudar a reduzir o excesso de stock, evitar o desperdício e racionalizar a utilização de consumíveis. Além disso, as ferramentas digitais, como os sistemas de manutenção de registos baseados na nuvem, ajudam a reduzir o desperdício de papel e os dispositivos energeticamente eficientes e os edifícios inteligentes contribuem para reduzir a pegada de carbono das clínicas e hospitais veterinários. A integração da telemedicina e do diagnóstico remoto também melhora a sustentabilidade dos cuidados veterinários. Os serviços de tele-veterinária reduzem a necessidade de deslocações, diminuindo a pegada de carbono associada ao transporte dos animais ou dos seus proprietários para as clínicas. Além disso, os sistemas de monitorização remota podem reduzir a necessidade de visitas presenciais frequentes, permitindo que os veterinários prestem cuidados e aconselhamento à distância, particularmente em zonas carenciadas ou rurais onde o acesso a serviços veterinários pode ser limitado. Por último, a utilização da biotecnologia e de ferramentas genéticas pode contribuir para a sustentabilidade, melhorando a saúde genética dos animais e reduzindo a necessidade de intervenções médicas. Os avanços na edição do genoma, por exemplo, poderiam levar a animais com maior resistência a doenças ou melhor adaptabilidade a climas em mudança, reduzindo a necessidade de tratamentos e melhorando a eficiência da produção animal. Do mesmo modo, os avanços biotecnológicos na reprodução poderiam resultar em animais mais saudáveis e mais resistentes, reduzindo o impacto ambiental da pecuária.

Em conclusão, as tecnologias inteligentes estão a desempenhar um papel fundamental para tornar a medicina veterinária mais sustentável, melhorando a eficiência dos recursos, aumentando o bem-estar dos animais, reduzindo os resíduos e permitindo cuidados mais proactivos e preventivos. À medida que estas tecnologias continuam a evoluir, irão aumentar ainda mais a capacidade dos veterinários para cuidar dos animais de uma forma que seja ambiental, económica e eticamente responsável, contribuindo para a sustentabilidade a longo prazo tanto da saúde animal como do ecossistema em geral.

10. CONCLUSÃO

Este livro explorou de forma abrangente a transformação tecnológica na medicina veterinária e os seus impactos em várias áreas, desde os cuidados de saúde à educação e investigação. O avanço da tecnologia tem um grande potencial para tornar as práticas veterinárias mais eficazes, eficientes e sustentáveis. As tecnologias inteligentes estão a mudar fundamentalmente a forma como os veterinários monitorizam a saúde dos animais, diagnosticam as doenças e administram o tratamento, ao mesmo tempo que melhoram o bem-estar dos animais e reduzem o impacto ambiental. Tecnologias avançadas como a nanotecnologia, a realidade aumentada (RA), a inteligência artificial (IA) e a engenharia genética permitem aos veterinários tomar decisões mais precisas, personalizar os tratamentos e detetar doenças em fases mais precoces. Estas tecnologias permitem que os veterinários tomem decisões clínicas mais bem informadas, melhorem a qualidade da formação e optimizem os processos médicos. Os sistemas inteligentes permitem uma gestão eficiente dos recursos, assegurando a utilização consciente dos medicamentos e dos métodos de tratamento, ao mesmo tempo que minimizam a pegada ambiental. A transformação digital na medicina veterinária não só melhora a saúde animal, como também contribui para a saúde da comunidade e para a sustentabilidade ambiental.No entanto, com a implementação destas tecnologias, surgem preocupações éticas e legais. Inovações como a IA e a engenharia genética facilitam a tomada de decisões, mas os seus limites éticos e regulamentos devem ser cuidadosamente considerados. Em conclusão, as tecnologias inteligentes e as inovações na medicina veterinária continuarão a expandir as suas aplicações e a desempenhar um papel crucial na melhoria da saúde animal. Estas tecnologias não só irão moldar o futuro da prática veterinária, como também darão início a uma nova era que tornará todo o ecossistema mais saudável e sustentável. Ao abraçar esta transformação, os veterinários actualizarão continuamente os seus conhecimentos e competências para melhorar a saúde e o bem-estar dos animais, tornando-se os pioneiros da medicina veterinária moderna.

11. REFERÊNCIAS

Appleby, R. B., & Basran, P. S. (2022). Inteligência artificial em medicina veterinária. Journal of the American Veterinary Medical Association, 260(8), 819-824.

Little, W. B., Dezdrobitu, C., Conan, A., & Artemiou, E. (2021). A realidade aumentada é a nova forma de ensino e aprendizagem da anatomia cardíaca veterinária? Medical science educator, 31(2), 723-732.

El-Sayed, A., & Kamel, M. (2020). Aplicações avançadas de nanotecnologia em medicina veterinária. Environmental Science and Pollution Research, 27, 19073-19086.

Heino, O. J. J. (2023). O processo de decisão clínica e o impacto potencial do sistema de apoio à decisão clínica GekkoVet no diagnóstico em medicina veterinária.

Vigneshwar, R., & Imayarasi, K. Applications of CRISPR/Cas9 Genome Editing Technology in Veterinary Medicine (Aplicações da tecnologia de edição do genoma CRISPR/Cas9 em medicina veterinária).

Coghlan, S., & Quinn, T. (2024). Ética da utilização da inteligência artificial (IA) na medicina veterinária. AI & SOCIETY, 39(5), 2337-2348.

Harris, R. A., Nolan, J., Ammons, D., Beeson, S., Thamm, D., & Avery, A. (2024). Avanços na análise genética: Insights de um estudo de caso e revisão de técnicas de sequenciamento de próxima geração para aplicações em oncologia veterinária. Patologia Clínica Veterinária.

Akinsulie, O. C., Idris, I., Aliyu, V. A., Shahzad, S., Banwo, O. G., Ogunleye, S. C., ... & Soetan, K. O. (2024). A potencial aplicação da inteligência artificial na prática clínica veterinária e na investigação biomédica. Frontiers in Veterinary Science, 11, 1347550.

Akinsulie, O. C., Idris, I., Aliyu, V. A., Shahzad, S., Banwo, O. G., Ogunleye, S. C., & Soetan, K. O. (2024). A potencial aplicação da inteligência artificial na prática clínica veterinária e na investigação biomédica. Frontiers in Veterinary Science, 11, 1347550.

Zhang, M., Wang, X., Feng, H., Huang, Q., Xiao, X., & Zhang, X. (2021). A pecuária de precisão habilitada para Internet das Coisas vestível em fazendas inteligentes: Uma revisão de técnicas soluções para perceção precisa, biocompatibilidade e monitorização da sustentabilidade. Journal of Cleaner Production, 312, 127712.

Roca, R. Y., & McCarthy, R. J. (2019). Impacto da telemedicina na relação tradicional veterinário-cliente-paciente. Tópicos em medicina de animais de companhia, 37, 100359.

VanderWaal, K., Morrison, R. B., Neuhauser, C., Vilalta, C., & Perez, A. M. (2017). Traduzindo big data em dados inteligentes para epidemiologia veterinária. Fronteiras em ciência veterinária, 4, 110.

Tonutti, M., Elson, D. S., Yang, G. Z., Darzi, A. W., & Sodergren, M. H. (2017). O papel da tecnologia na cirurgia minimamente invasiva: estado da arte, desenvolvimentos recentes e direções futuras. Jornal médico de pós-graduação, 93(1097), 159- 167.

Hoeckelmann, M., Rudas, I. J., Fiorini, P., Kirchner, F., & Haidegger, T. (2015). Capacidades actuais e potencial de desenvolvimento em robótica cirúrgica. Revista Internacional de Sistemas Robóticos Avançados, 12(5), 61.

Lee, S., Lee, J., Lee, A., Park, N., Song, S., Seo, A., ... & Eom, K. (2013). Simulador de injeção intravenosa de realidade aumentada baseado em imagens médicas 3D para medicina veterinária. The Veterinary Journal, 196(2), 197-202.

Gohar, U. F., Shah, Z., Sarwar, J., Akram, H., & Mukhtar, H. (2021). Avanços recentes em biotecnologia em saúde animal. Veterinary Pathobiology and Public Health, Unique Scientific Publishers, Faisalabad, Paquistão, 511-533.

Awaysheh, A., Wilcke, J., Elvinger, F., Rees, L., Fan, W., & Zimmerman, K. L.(2019).Review of medical apoio à decisão médica e métodos de aprendizagem automática. Patologia veterinária, 56(4), 512-525.

Mohanty, A. K., Rao, T. K., KS, M. H., Agme, R., Gogoi, C., & Velu, C. M. (2024). Aplicações de IoT para gestão de gado e monitoramento de saúde na agricultura moderna. Administração Educacional: Teoria e Prática, 30(4), 2141-2153.

Albadrani, B. A., Abdel-Raheem, M. A., & Al-Farwachi, M. I. (2024). "

Inteligência Artificial em Cuidados Veterinários: A Review of Applications for Animal Health". Egyptian Journal of Veterinary Sciences, 55(6), 1725-1736.

Kumar, S., Kumar, S., Mishra, P., & Chaube, M. K. (2021). Internet das coisas da saúde animal (IoAT): Uma nova fronteira na biometria animal e na pesquisa analítica de dados. Análise de dados baseada em IoT para o setor de saúde, 261-275.

Buote, N. J. (2024). Olhando para o futuro; Cirurgia robótica veterinária. Clínicas Veterinárias: Small Animal Practice, 54(4), 735-751.

Anwar, S. M. S., & Dhara, S. (2022). Chapter-8 Information and Communication Technology (ICT) for Development of Veterinary Education and Livestock Farming in India [Capítulo 8 - Tecnologias da informação e da comunicação (TIC) para o desenvolvimento do ensino veterinário e da criação de gado na Índia]. Editor-chefe Dr. RK Naresh, 119.

Akinsulie, O. C., Idris, I., Aliyu, V. A., Shahzad, S., Banwo, O. G., Ogunleye, S. C., ... & Soetan, K. O. (2024). A potencial aplicação da inteligência artificial na prática clínica veterinária e na investigação biomédica. Frontiers in Veterinary Science, 11, 1347550.

Neethirajan, S. (2023). O significado e a ética da pecuária digital. AgriEngineering, 5(1), 488-505.

Adebayo, O. M., Popoola, M. A., Kuusu, D. J., Fanwo, R. R., Shoyombo, A. J., Ndiomu, E. P., ... & Moses, A. A. (2024, abril). Aplicação da Bioinformática na Criação e Genética Animal: Uma revisão. Em 2024 Conferência Internacional sobre Ciência, Engenharia e Negócios para a Condução dos Objetivos de Desenvolvimento Sustentável (SEB4SDG) (pp. 1-7). IEEE.

van Klompenburg, T., & Kassahun, A. (2022). Tomada de decisão baseada em dados na suinicultura: A review of the literature. Livestock Science, 261, 104961.

da Silva, C. F., Almeida, T., de Melo Barbosa, R., Cardoso, J. C., Morsink, M., Souto, E. B., & Severino, P. (2021). Novas tendências em sistemas de liberação de medicamentos para aplicações veterinárias. Nanotecnologia Farmacêutica, 9(1), 15-25.

Taylor, R. H., Mittelstadt, B. D., Paul, H. A., Hanson, W., Kazanzides, P.,

Zuhars, J. F., ... & Bargar, W. L. (1994). Um sistema robótico dirigido por imagem para cirurgia ortopédica de precisão. IEEE Transactions on Robotics and Automation, 10(3), 261-275.

Bann, S., Khan, M., Hernandez, J., Munz, Y., Moorthy, K., Datta, V., ... & Darzi, A. (2003). Robótica em cirurgia. Journal of the American College of Surgeons, 196(5), 784-795.

Singh, N., & Banga, H. S. (2023). Colaboração bibliotecário-cientista (s) no aproveitamento do potencial da realidade aumentada (AR) e da realidade virtual (VR) para o ensino e formação em ciências veterinárias e animais: A Success Story of Guru Angad Dev Veterinary and Animal Sciences University, Ludhiana.

Ghosh, M., Chowdhury, A., & Kumar, R. (2024). Nanotheranostics em Medicina Veterinária Personalizada. Em Nanotechnology Theranostics in Livestock Diseases and Management (pp. 667-698). Singapura: Springer Nature Singapore.

Islam, M. A., Rony, S. A., Rahman, M. B., Cinar, M. U., Villena, J., Uddin, M. J., & Kitazawa, H. (2020). Melhoria da resistência a doenças em gado: aplicação de imunogenômica e tecnologia CRISPR / Cas9. Animals, 10(12), 2236.

Coghlan, S., & Quinn, T. (2024). Ética da utilização da inteligência artificial (IA) na medicina veterinária. AI & SOCIETY, 39(5), 2337-2348.

Jukan, A., Masip-Bruin, X., & Amla, N. (2017). Computação inteligente e tecnologias de deteção para o bem-estar animal: Uma revisão sistemática. ACM Computing Surveys (CSUR), 50(1), 1-27.

VITA CURTA

Este livro explora a transformação tecnológica na medicina veterinária e as contribuições das tecnologias inteligentes para a saúde animal. Tecnologias avançadas como a inteligência artificial, a cirurgia robótica, a engenharia genética, os sistemas de monitorização remota e a IoT permitem aos veterinários diagnosticar, tratar e monitorizar os animais de forma mais precisa e eficiente. O livro examina o impacto destas tecnologias inovadoras na prática veterinária, abordando tópicos importantes como o bem-estar animal e a sustentabilidade, e fornecendo um roteiro para o futuro da medicina veterinária. Para além disso, discute as dimensões éticas, legais e sociais destas tecnologias, explorando a forma como podem ser utilizadas de forma segura e eficaz. Estas soluções inovadoras em medicina veterinária podem potencialmente melhorar a saúde animal e o ambiente, servindo de guia para os futuros profissionais veterinários.

Como autor, espero contribuir para o domínio e a literatura.

Autor

CURRICULUM VITAE DO AUTOR

Selvinaz YAKAN licenciou-se na Faculdade de Veterinária da Universidade de Fırat em 2004. Yakan recebeu o grau de doutoramento em 2012 e o grau de Professor Associado em 2021.

BLURB

Num mundo em que a tecnologia está a rapidamente, a medicina veterinária está em à beira de uma transformação revolucionária. Este livro explora a integração de tecnologias de ponta, como a inteligência artificial, a cirurgia robótica e a IoT nos cuidados de saúde animal. Com foco no aumento da precisão do diagnóstico, na melhoria dos métodos de tratamento e na promoção da sustentabilidade, ele destaca o potencial dessas inovações para remodelar o futuro da prática veterinária. Quer seja um profissional veterinário, um estudante ou simplesmente um apaixonado pela saúde animal, este livro oferece informações valiosas sobre o futuro da medicina veterinária e as possibilidades empolgantes que se avizinham.

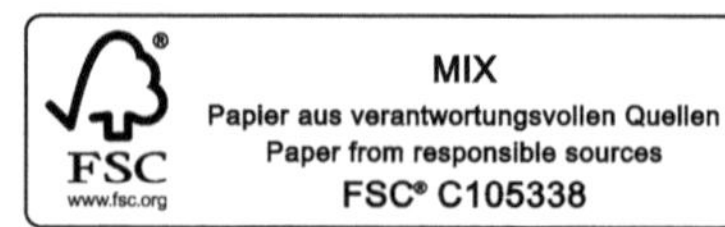

Printed by Books on Demand GmbH, Norderstedt / Germany